dtv

Ob Steinzeit-Diät, vegan oder Rohkost – während ständig neue Ernährungstrends ausgerufen werden, übersehen wir die wichtigen Fragen: Warum lieben wir manche Speisen und finden andere furchtbar? Wie gelingt es uns, wirklich klüger zu essen? Dabei gibt es gesicherte Erkenntnisse aus Verhaltenspsychologie und Hirnforschung, die unseren Geschmack entschlüsseln und die soziale Dimension von Essen beleuchten.

Melanie Mühl und Diana von Kopp klären in 42 verblüffenden Kapiteln darüber auf, warum wir am besten mit dem Rücken zum Buffet sitzen, ein Milchshake unsere Laune hebt und mit welchen Lebensmitteln wir auf einer einsamen Insel garantiert überleben.

»Unterhaltsam und hinterrücks belehrend.«
Erhard Schütz, ›Der Freitag‹

Melanie Mühl ist Redakteurin im Feuilleton der ›Frankfurter Allgemeinen Zeitung‹.
Diana von Kopp ist Diplompsychologin und Autorin. Für die ›Frankfurter Allgemeine Zeitung‹ schreiben beide regelmäßig den Blog »Food Affair«.

MELANIE MÜHL | DIANA VON KOPP

DIE KUNST DES KLUGEN ESSENS

42 verblüffende Ernährungswahrheiten

Illustriert von Sonja Hansen

**Ausführliche Informationen über
unsere Autoren und Bücher
www.dtv.de**

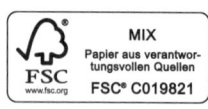

Ungekürzte Taschenbuchausgabe 2018
dtv Verlagsgesellschaft mbH & Co. KG, München
Lizenzausgabe mit Genehmigung des Carl Hanser Verlags
© 2016 Carl Hanser Verlag München
Umschlaggestaltung: dtv nach einem Entwurf von Birgit Schweitzer
unter Verwendung von Illustrationen von Sonja Hansen
Satz: Kösel Media GmbH, Krugzell
Gesetzt aus der Garamond Premier Pro
Druck und Bindung: Druckerei C. H. Beck, Nördlingen
Gedruckt auf säurefreiem, chlorfrei gebleichtem Papier
Printed in Germany · ISBN 978-3-423-34930-7

INHALT

VORWORT

Die gute Nachricht zuerst: Wir leben in einer paradiesischen Nahrungsmittellandschaft. Das bedeutet, dass wir unsere kulinarischen Gelüste rund um die Uhr befriedigen können. Der Garten Eden ist ein Witz dagegen. Gleichzeitig, womit wir schon bei der weniger guten Nachricht wären, wird die Ernährung immer komplizierter. Irgendwo zwischen Vegetarismus, Steinzeit-Diät, Low-Carb und Detox-Welle haben wir den Überblick verloren und unser entspanntes Verhältnis zum Essen gleich mit. Dabei ist Essen doch eines der sinnlichsten Erlebnisse überhaupt!

Damit es das wieder wird und damit wir verstehen, warum wir uns wie verhalten, sprich essen, ist ein Blick hinter die Kulissen fundamental. Besonders hinter unsere eigenen. Die Summe unserer täglichen Essensentscheidungen hat es in sich: Es sind mehr als 200. Logisch, dass uns nicht jede dieser Entscheidungen bewusst ist und wir nicht grübeln, warum wir ein Dessert bestellt haben oder weshalb wir in bestimmten Momenten auf Pommes mit Mayo schwören, im Gegenteil. Hier kommt unser Unterbewusstsein ins Spiel, das diese Aufgabe für uns übernimmt. Das ist einerseits praktisch, weil wir dadurch mehr Kapazitäten für andere Dinge haben, und andererseits gefährlich, weil wir das Heft des Handelns aus der Hand geben. Und das bei einer hochemotionalen Angelegenheit wie dem Essen. Nur: Wie sollen wir uns im Ernährungsdschungel zurechtfinden, gesünder und klüger essen und das Essen wirklich genießen, wenn wir nicht einmal genau sagen können, warum uns manche Speisen glücklich machen, während sich uns bei anderen der Magen umdreht? Oder weshalb wir manchmal so viel essen, dass wir fürchten zu platzen? Woher wissen wir, wann wir satt sind? Und: Wie geht eigentlich Schmecken, und welche Rolle spielen bei unserer täglichen Nahrungsmittelwahl unsere Psyche und unser Gehirn?

Vergessen wir die vielen Ernährungsmythen, mit denen wir ständig gefüttert und verunsichert werden. Es gibt gesicherte Erkenntnisse aus der Verhaltenspsychologie und der Hirnforschung, die unseren Geschmack entschlüsseln und die soziale Dimension des Essens beleuchten. Die Erforschung dieses Gebiets hat in den vergangenen Jahren rasante Fortschritte gemacht und Verblüffendes zutage gefördert. Das ist nicht nur für unsere Gesundheit ein Glücksfall, sondern auch für unseren Genuss.

Der Grundstein unserer Essensvorlieben wird bereits im Mutterleib gelegt. Je süßer das Fruchtwasser desto häufiger schluckt das Ungeborene. Bitterstoffe mag es hingegen nicht. Sind wir dann erst einmal auf der Welt, geht es mit der Prägung zügig weiter. Manche von uns entwickeln sich zu *picky eatern*, während andere alles, was ihnen vorgesetzt wird, munter essen. Die erste Diätphase kommt gewiss, ebenso wie die Erkenntnis: Verdammt, es funktioniert nicht! Aber weshalb? Weil wir, verkürzt formuliert, keine rationalen Esser sind.

Der Verhaltenspsychologe Dan Ariely beschreibt uns als Figuren in einem Spiel, auf das Kräfte wirken, von denen wir nicht die geringste Ahnung hätten. Und falls doch, unterschätzten wir sie systematisch. Das gilt auch fürs Essen. Ziel dieses Buches ist, diese Kräfte zu entlarven und mit dem Wissen unseren Alltag besser zu machen. Nehmen wir das Heft des bewussten Handelns wieder in die Hand. Fangen wir an, klüger und genussvoller zu essen!

DER CHILI-CHARAKTER

Was eine Vorliebe für Scharfes
über den Menschen verrät

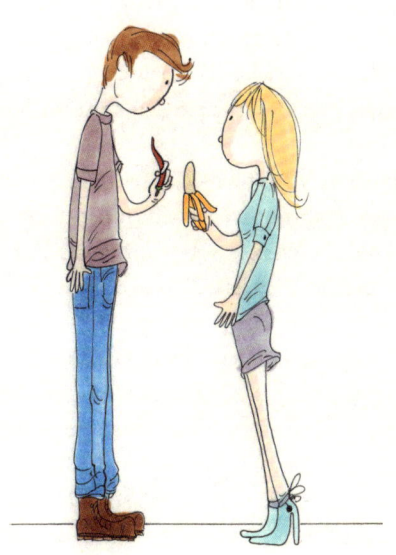

Sie haben ein Date beim Italiener. Wie alle, die Sympathien füreinander hegen, freuen Sie beide sich über jede Gemeinsamkeit, die Sie entdecken, wie die Vorliebe für denselben Wein oder die Begeisterung für einen bestimmten Film. Doch dann erleben Sie eine böse Überraschung. Ihr Schwarm kippt eine halbe Flasche Tabasco über die Pizza Arrabbiata, bietet Ihnen dann ein getränktes Stück an und zählt enthusiastisch die Chili-Gerichte seines Lieblings-Mexikaners auf, die Sie »demnächst unbedingt probieren müssen«. Eigentlich waren Sie bis zu diesem Moment ganz zufrieden mit der Wahl des Restaurants, und die Spaghetti Carbonara auf Ihrem Teller entsprechen genau Ihrem Geschmack. Zum Nachtisch wollten Sie gerade Ihr Lieblingsdessert Panna cotta bestellen, doch die Aussicht, zukünftig scharf gewürzte Speisen zu teilen, verdirbt Ihnen den Appetit.

Was, wenn Ihr Unbehagen beim Entdecken der gegensätzlichen Nahrungsvorlieben nicht ganz grundlos ist? »Weil das, was ich esse, was ich trinke, selbst mein ›zweites Ich‹, … meines Wesens ist«, wie Ludwig Feuerbach schrieb. Was das für die Einschätzung Ihres Gegenübers bedeutet? Chili-Esser sind dem Abenteuer äußerst zugewandt. Zu diesem Ergebnis kamen Paul Rozin und Deborah Schiller von der University of Pennsylvania, nachdem sie die erste systematische Untersuchung zum Chilikonsum ausgewertet hatten. So gelte beispielsweise in Mexiko Chiliverzehr als Ausdruck von Stärke, Wagemut und maskulinen Eigenschaften. Amerikanische Studenten mit einer Vorliebe für Chilis hatten gleichzeitig ein Faible für waghalsige und tendenziell selbstgefährdende Aktivitäten wie schnelles Fahren, Fallschirmspringen oder Eisbaden. Jede dieser Erfahrungen kostet anfangs Überwindung, doch genauso wie beim Chilikonsum lernt man mit der Zeit die Gefahr einzuschätzen. »Das kalkulierbare Risiko ist möglicherweise das, was Chilis für manche so aufregend macht«, resümiert Paul Rozin. Wie scharf wir tatsächlich essen, wo also unsere persönliche Schmerzgrenze liegt, hängt freilich insbesondere davon ab, wie und vor allem in welchem Teil dieser Welt – siehe Mexiko oder Südostasien – wir aufwachsen. Allerdings, so Rozin, hegen auch Kinder in Mexiko während der ersten Lebensjahre eine Aversion gegen Scharfes, was sich erst im Alter von sechs, sieben Jahren ändert.

Schärfe ist keine Geschmacksrichtung, nicht süß, salzig, bitter, sauer oder umami. Scharf bedeutet Schmerz, weshalb Sie als vorsichtiger Typ vor dem angebotenen Stück Pizza reflexartig zurückweichen. Die typische Schmerzreaktion wird ausgelöst, sobald der Inhaltsstoff Capsaicin auf die Schmerzrezeptoren der Zunge trifft. Träfe er auf die Augen oder die empfindliche Schleimhaut der Nase, wie es bei capsaicinhaltigem Pfefferspray der Fall ist, würden wir uns schreiend krümmen. Was bringt also jemanden dazu, einen extrem empfindlichen Körperteil wie die Zunge mit einer chemischen Waffe zu malträtieren und zu Produkten mit den Bezeichnungen Painmaker, Schwarze Witwe, Mega Death Sauce (Feel Alive!), Pain 85 Prozent, 95 Prozent, 100 Prozent zu greifen? Was hier nach Death Metal klingt, sind handelsübliche Chilisaucen.

Wenn eine negative körperliche Erfahrung (beschleunigter Puls, Schwitzen, Brennen, tränende Augen, Atemnot) Genuss hervorruft, hat das laut Rozin masochistische

Züge. Er vergleicht es mit einem Horrorfilm, bei dem wir reale Angst spüren, doch wissen, dass uns nichts passieren kann. Im Tierreich sucht man dergleichen vergeblich. Selbst Schweine, die sich normalerweise auf alles Essbare stürzen (und wenn sie im mexikanischen Hochland leben, an scharfe Essensreste gewöhnt sein sollten), machen um Tortillas mit scharfer Sauce einen großen Bogen. Sie können ja nicht ahnen, dass das Hitzeempfinden nicht »real«, sondern eine irrtümliche Reaktion des Gehirns ist. Wir dagegen wissen, dass Chilis uns nicht innerlich verbrennen. Unser Intellekt ermöglicht es, uns in begrenztem Umfang über das Warnsignal hinwegzusetzen. »Sozusagen aus sicherer Distanz triumphieren wir über einen Urinstinkt und bekommen dafür aus unserem Belohnungszentrum im Gehirn einen biochemischen Drops in Form eines Schusses Endorphine«, schreibt der Mediziner Harro Albrecht in seinem Buch *Schmerz: Eine Befreiungsgeschichte.* Dasselbe ist übrigens beim sogenannten Runners High von Marathonläufern der Fall.

Chili-Liebhaber sind tendenziell experimentierbereit, risikofreudig, hungrig nach Abwechslung, starken Gefühlen und Abenteuern, alles typische Eigenschaften für sogenannte »Sensation Seeker«. Positiv formuliert sind das Menschen mit einem hohen Maß an Neugier – weniger freundlich ausgedrückt, solche mit rasch empfundenem Überdruss. Mit diesem Wissen dürften bei einem sicherheitsorientierten Gegenüber die Alarmglocken schrillen. Wer Aufregung meidet, Beständigkeit schätzt und sehr gut ohne Extremsituationen auskommt, dürfte in Zukunft genauer auf die Vorliebe einer neuen Bekanntschaft für scharfe

Gewürze achten. Auch wenn Chilis ebenfalls als gesundheitsfördernd gelten und den Stoffwechsel ankurbeln sowie schmerzstillende und antibakterielle Wirkung entfalten. In Indien, so Albrecht, werde Chili-Tee als Analgetikum bei Zahnschmerzen geschlürft, und nordamerikanische Ureinwohner reiben sich in solchen Fällen das Zahnfleisch mit Chilischoten ein. »Das Capsaicin löst zunächst brennende Schmerzen aus, doch danach verstummt der überreizte Nerv für eine Weile, was den Schmerz lindert.«

So weit, so gut, doch welcher Charakter verbirgt sich eigentlich hinter denjenigen, die gerne zu süßen Speisen greifen? Ihre Verabredung kann sich gar nicht glücklich genug schätzen, Sie an ihrer Seite zu haben. Wer gerne Süßes mag, gilt als ausgesprochen hilfsbereit und sozial (ein »Sweetheart« eben). Die Bereitschaft, einem Menschen in Not zu helfen, ist Experimenten zufolge bei denjenigen besonders ausgeprägt, die statt zu einem salzigen Kräcker zu einem Stück Schokolade greifen. Süßes lindert außerdem die Symptome von Chilikonsum, besonders wenn es sich um Milchspeisen wie Panna cotta, Mascarpone oder sahnige Desserts handelt, deren Fett das Capsaicin bindet. Leitungswasser verteilt es lediglich und verstärkt das Brennen.

Fazit: Wohldosiert sind Chilis mehr als ein kulinarisches Ausnahmeerlebnis. Doch bevor Sie es auf einen Versuch ankommen lassen, sorgen Sie für einen großen Vorrat an Milchspeisen, damit Sie nicht das Gefühl haben, innerlich zu brennen.

DER FOOD-RADIUS

Wie Sie Ihre Nahrungsumgebung
gestalten können

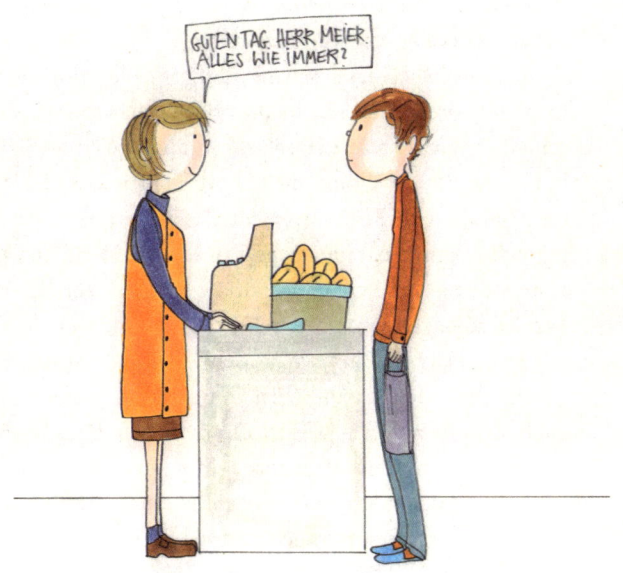

Täglich treffen wir mehr als 200 Essensentscheidungen. Kaum sind wir morgens aufgestanden, drehen sich unsere Gedanken auch schon ums Essen. Nicht nur, wenn uns das Steak vom Vorabend noch im Magen liegt und uns die Lust am Frühstück verleidet. Auch an normalen Tagen stellen sich sofort lauter Fragen: Wer kocht den Kaffee, und was gibt es dazu? Ein Croissant oder zwei? Was kommt in die Lunchbox? Mit wem und vor allem wo lässt sich die Mittagspause angenehm verbringen? Sushi oder Pizza zum Feierabend? Und wer kocht am Wochenende, schließlich ist schon Donnerstag? Was fehlt im Kühlschrank, wo gibt es die besten Zutaten für die anstehende Grillparty? Sollen wir den neuen Lieferdienst ausprobieren?

Von sämtlichen Essensentscheidungen fällen wir, und das mag in Zeiten des flexiblen, mobilen Menschen überraschen, 80 Prozent zu Hause und in unmittelbarer Umgebung. Das direkte Wohnumfeld und ein kleiner Radius von weniger als zehn Kilometern entscheidet, wie und wo wir tagtäglich unseren Hunger und unsere kulinarischen Gelüste stillen. Der Psychologe Brian Wansink spricht vom Food-Radius. Die wenigsten dürften sich darüber im Klaren sein, welchen Einfluss auf den Ernährungsstil die Beschaffenheit des persönlichen Food-Radius ausübt. Wie auch, denn wir sind es ja, die letztendlich die Entscheidungen treffen – zumindest glauben wir es. Mit welcher Selbstverständlichkeit wir dabei in Gewohnheiten verfallen, merken wir spätestens, sobald sich unser Food-Radius verändert, im Urlaub etwa. Kaum angekommen in New York, suchen wir auch schon als erstes einen deutschen Bäcker in der Nähe des Hotels oder schauen nach, ob der Supermarkt um die Ecke vernünftiges Bier im Sortiment hat. Egal, wo wir uns befinden, wir testen sofort das Revier auf seine kulinarische Tauglichkeit und etablieren Rituale, denn beim Einkaufen und Essen sind die meisten von uns extrem ritualisiert – oder schlicht bequem.

Diese Bequemlichkeit folgt einem ökologischen Prinzip, dem »Optimal Foraging«, zu Deutsch: der optimalen Nahrungssuche. Demnach suchen wir bevorzugt Nahrungsquellen, die mit geringem Energieaufwand eine maximale Energieausbeute garantieren. Sprich, wir wollen satt werden und gleichzeitig unsere Vorlieben stillen. An leicht zugänglichen Nahrungsmitteln mangelt es in unserem Food-Radius in der Regel nicht – es sei denn, man lebt in der Wüste. Einerseits ist das ein beruhigendes Gefühl, andererseits geraten wir permanent in Versuchung.

Dass sich Ihr Food-Radius geographisch mit dem Ihres Nachbarn deckt, heißt nicht, dass Sie einander beim Einkaufen ständig über den Weg laufen. Jeder nutzt seinen Food-Radius individuell. Vermutlich gibt es in Ihrer näheren Umgebung Dutzende Restaurants und Einkaufsmöglichkeiten, von deren Existenz Sie noch nicht einmal etwas mitbekommen haben. Tatsächlich besuchen Sie nämlich kaum mehr als eine Handvoll davon.

Hat man Einfluss auf den eigenen Food-Radius, kann man ihn gestalten? Natürlich! Eine Berliner Bürgerinitiative hat, anstatt sich einen weiteren Supermarkt vor die Nase setzen zu lassen, Pläne für Wochenmärkte und Lebensmittelhandwerk, regionale Produkte und maximale Vielfalt entworfen. Aus dem Projekt ist schließlich die inzwischen weit über die Stadtgrenzen hinaus bekannte »Markthalle

Neun« entstanden. Dutzende Händler bieten dort bezahlbares Essen an, ob vegan, paleo, schwäbisch, peruanisch, biologisch oder einfach nur Hausmannskost.

Manchmal genügt ein konzentrierter Spaziergang, um seinen Wahrnehmungshorizont zu erweitern und neue »Nahrungsquellen« in der näheren Umgebung zu erschließen. Verblüffend ist, wie stark sich unsere Wahrnehmung verändert, sobald ein Vorhaben gereift ist. Sie kennen das aus eigener Erfahrung: Wer sich ein neues Fahrrad kaufen will, entdeckt an jeder Ecke einen Fahrradladen, wer ein Kind bekommen möchte, sieht überall Schwangere. Würden Sie sich nun vornehmen, fortan hauptsächlich Lebensmittel zu kaufen, über deren Herkunft Sie Bescheid wissen, Sie würden wahrscheinlich in Ihrer näheren Umgebung Landwirte, Gemüsehändler oder Marktstände mit frischen regionalen Produkten entdecken.

Wer also besser verstehen möchte, warum er sich ernährt, wie er sich ernährt, sollte seinen Food-Radius kritisch unter die Lupe nehmen. Welche Läden verstärken gesunde Gewohnheiten, welche ungesunde? Warum gehen Sie wohin? Vielleicht, weil Sie sich mit dem Besitzer eines bestimmten Geschäfts gerne unterhalten? Kaufen Sie dort aus Sympathie größere Mengen als ursprünglich beabsichtigt? Greifen Sie im Supermarkt zum Tiefkühlgemüse, weil es praktischer ist, als einen Umweg zum Gemüsehändler in Kauf zu nehmen? Wie wäre es, eine Einkaufsgemeinschaft mit Nachbarn zu bilden und im Wechsel den Gemüseeinkauf zu übernehmen? Oder teilen Sie sich doch gleich mit Freunden einen Garten.

Fazit: Falls Sie Gärtnern langweilig finden sollten und

Ihnen zu viel nachbarschaftliche Nähe suspekt ist, stellen Sie sich vor, Sie sind gerade umgezogen und entdecken Ihren Food-Radius neu. Selbstverständlich unvoreingenommen. Sie werden überrascht sein, welche Möglichkeiten sich Ihnen bieten …

PRÄNATALE PRÄGUNG

Warum wir schon ein Lieblingsgericht
haben, wenn wir noch gar nicht
auf der Welt sind

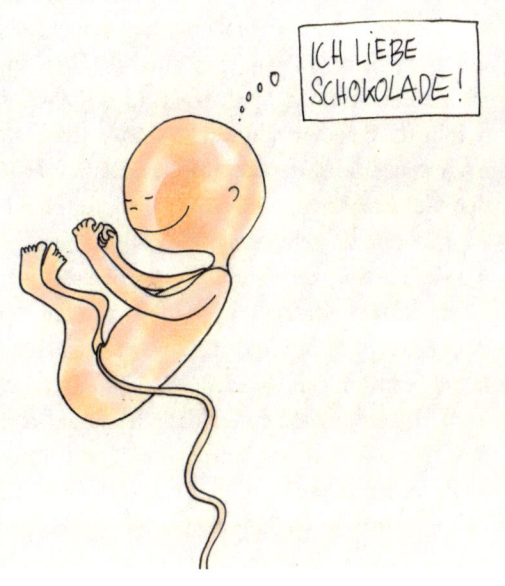

An einem Tag im Frühling 2011 verließ die erfolgreiche Kochbuchautorin Marlena Spieler in San Francisco das Haus, um ein paar lokale Spezialitäten für ihre Geburtstagsparty zu besorgen. Als sie die Straße überquerte, geschah es: Sie wurde von einem Auto erfasst. Marlena Spieler brach sich beide Arme und erlitt eine Gehirnerschütterung, aber das war erst der Anfang des Albtraums.

Die erste Nacht im Krankenhaus erwachte sie vom Geruch beißenden Rauchs. Nur: »Niemand rauchte, und niemand um mich herum schien den Geruch wahrzunehmen«, schrieb sie 2014 in einer Geschichte über ihren Unfall in der *New York Times*. »Mein Morgenkaffee war geschmacklos. Besucher brachten mir lauter Köstlichkeiten, um mich zu beruhigen, aber mit jedem Bissen schmeckte ich Furcht. Zimt, den ich als Kind so liebte, war grauenhaft bitter. Bananen schmeckten wie Pastinaken und rochen nach Nagellackentferner. Behutsam sautierte Pilze hatten den Geschmack von verbranntem Biskuit. Ich hatte meine Fähigkeiten, zu schmecken und zu riechen, verloren. Als würde eine Musikerin ihr Gehör verlieren.«

Mit einem Schlag war Marlena Spielers kulinarisches Archiv ausgelöscht worden. Einst professionell geschult in Geschmacksdingen, fand sie sich plötzlich in der Rolle der Dilettantin wieder. Kulinarisch war auf rein gar nichts mehr Verlass. Nahrungsmittel, die sie früher nicht mochte, liebte sie auf einmal und umgekehrt. Jede Speise, alles, was sie aß, existierte vollkommen losgelöst von ihrer Lebens- und Erfahrungsgeschichte. Das führte zu erstaunlichen Geschmackserlebnissen: »Als ich später eine Schüssel Eiscreme aß, murmelte ich: ›Das ist köstlich, was ist das?‹

Mein erster Speck war ›so lecker‹, aber jedes Mal, wenn ich Speck aß, war es, als würde ich es zum allerersten Mal tun. Es hätte großartig sein können, wieder und wieder begeistert zu sein, aber ich fühlte mich unglaublich blöd.«

Der Unfall hatte das unsichtbare Band in die kulinarische Vergangenheit durchtrennt. Das autobiographische Gedächtnis, dieses wichtige, von weitverzweigten Nervenbahnen durchzogene Erinnerungssystem, erledigte nicht mehr wie gewohnt seinen Dienst. Marlena Spieler war sich selbst fremd geworden. Kein Geruch, kein Geschmack vermochte es, verschüttete Empfindungen und Erlebnisse urplötzlich auferstehen zu lassen. Die mentale Zeitreise, die Marcel Proust in seinem Roman *Auf der Suche nach der verlorenen Zeit* beschrieben hat, war unmöglich geworden.

Es ist der Geschmack einer in Lindenblütentee getauchten Madeleine, der Prousts Ich-Erzähler mit intensiven Kindheitserinnerungen beglückt: »In der Sekunde nun, als dieser mit dem Kuchengeschmack gemischte Schluck Tee meinen Gaumen berührte, zuckte ich zusammen und war wie gebannt durch etwas Ungewöhnliches, das sich in mir vollzog. Ein unerhörtes Glücksgefühl, das ganz für sich allein bestand und dessen Grund mir unbekannt blieb, hatte mich durchströmt.«

Die Gedächtniswissenschaft spricht vom »Proust-Phänomen«. Bei dem einen ist es der Geschmack goldbraun gebratener Schinkennudeln, der die verstorbene Großmutter und mit ihr eine ganze Küchenszenerie vergegenwärtigt, der andere wird beim Geruch gebrannter Mandeln von Erinnerungen übermannt. Eine entscheidende Rolle bei der Gedächtnisbildung spielt der Hippocampus. Die Amygdala, der Mandelkern, ist ebenfalls bei der Speicherung emotional besetzter Erinnerungen beteiligt. Aktiviert ein Auslösereiz die in den Tiefen unseres Gehirns schlummernden Erinnerungen, sind wir ihnen machtlos ausgeliefert. Als die häufigsten und stärksten Reize für spontane Erinnerungen gelten Gerüche, die sich besonders tief ins Gedächtnis einprägen.

Unser Geschmacksgedächtnis reicht weiter zurück, als die meisten wohl annehmen: Die Prägung beginnt bereits im Mutterleib. Dort nimmt der Fötus über das Fruchtwasser etliche von den Ernährungsgewohnheiten und Geschmacksvorlieben der Mutter beeinflusste Aromastoffe auf. Bevor wir hören und sehen, schmecken wir und machen unsere ersten olfaktorischen Erfahrungen. Am Ende des zweiten Schwangerschaftsmonats bilden sich die Geschmacksknospen aus, etwa in der 12. Woche beginnt der Fötus zu schlucken. Im letzten Schwangerschaftsdrittel passt sich das Schluckverhalten des Fötus sogar dem Geschmack des Fruchtwassers, von dem er täglich einen halben Liter trinkt, an: Schmeckt es süß, schluckt er häufiger, schmeckt es bitter, sinkt die Schluckrate. Eine Vorliebe für Süßes und eine Aversion gegen Bitterstoffe ist uns angeboren. Als wir noch in Höhlen lebten, sicherte dieses genetische Programm unser Überleben. Süß heißt: Wir führen unserem Körper Energie zu, während Giftiges oft bitter schmeckt. Die amerikanische Biologin Julie Mennella vom Monell Chemical Senses Center in Philadelphia und ihr Team wiesen in einem Experiment mit Karotten die große Prägekraft pränataler sowie früher postnataler Geschmackserfahrungen nach. Sie teilte die schwangeren Probanden dafür in drei Gruppen ein: Die erste Gruppe trank während des letzten Schwangerschaftsdrittels regelmäßig Karottensaft und während der ersten Stillmonate Wasser. Die zweite Gruppe begann mit dem Karottensaftkonsum erst unmittelbar nach der Geburt, und die dritte Gruppe trank gar keinen Karottensaft. Als die Umstellung der Babys auf feste Nahrung erfolgte, wurden sie mit Haferbrei gefüttert, der entweder mit Karottensaft oder Wasser angemacht worden war. Das Ergebnis: Diejenigen Babys, die den Karottengeschmack durch das Fruchtwasser oder die Muttermilch bereits kannten, aßen mehr von dem mit Karottensaft zubereiteten Brei und zeigten seltener negative Gefühlsäußerungen als die Babys, die das Karottenaroma nicht kannten. Jedes Baby, so Mennella, mache seine eigenen, einzigartigen Erfahrungen, und diese änderten sich von Stunde zu Stunde, von Tag zu Tag, von Monat zu Monat. Wenn ein Baby beginne, feste Nahrung zu sich zu nehmen, sei es das Sicherste, wenn es genau das bevorzugt isst und als essbar erkennt, was auch die Mutter gegessen habe. Je gesünder, je vielseitiger sich Schwangere und stillende Mütter also ernähren, desto geschmacksoffener (und unkomplizierter) ist auch der Nachwuchs. Neben Karotten weisen übrigens auch Vanille, Knoblauch, Anis, Blauschimmelkäse und Minze intensive Geschmacksnoten auf, die sich den Weg in die Muttermilch bahnen.

Die Lieblingsspeise aus Kindertagen nimmt einen derart festen Platz in unserem autobiographischen Gedächtnis ein, dass sie oft ein Leben lang unsere Lieblingsspeise bleibt. Dass ihr Genuss uns zwar zuverlässig froh macht, aber nicht mit Wucht fortträgt, ist der Haken des Erinnerns. Cees Nooteboom hat das in dem schöne Satz beschrieben: »Die Erinnerung ist wie ein Hund, der sich hinlegt, wo er will.«

Fazit: Ein vielseitiges kulinarisches Archiv aufzubauen lohnt sich genauso wie die gezielte Suche nach der verlorenen Zeit. Marlena Spieler hat ziemlich schnell die Neuprogrammierung ihres Geschmacks in Angriff genommen – mit Höhen und Tiefen. Die Vergangenheit durch Sinneseindrücke heraufzubeschwören hat jedenfalls etwas Magisches. Denn manchmal legt sich der Hund eben doch genau dorthin, wo man will.

NUDGING

Wenn die Kantine zur
Motivationslandschaft wird

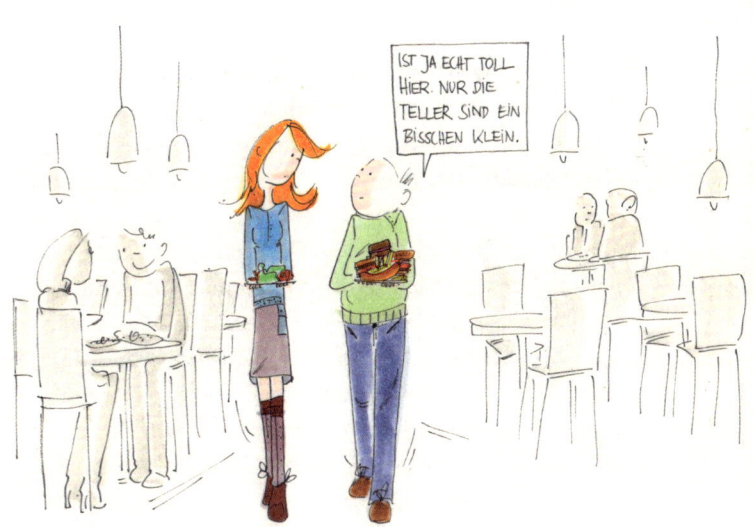

Hat Ihr Arbeitgeber eine eigene Kantine? Essen Sie dort regelmäßig? Falls ja, haben Sie sich in dieser Kantine schon einmal genau umgesehen? Das sollten Sie tun, denn die Kantine verrät viel über Ihren Arbeitgeber, zum Beispiel, wie sehr ihm Ihre Gesundheit vermeintlich am Herzen liegt. Während manche Kantinen Paradiese für Paleo-Freunde sind und dreimal die Woche Steakteller auf die Karte setzen, richten sich andere hauptsächlich an Vegetarier. Die »Musterteller«, auf denen hutzelige Würstchen oder fahler Fisch liegen und die in Zeiten der Ästhetisierung des Essens passé sein sollten, kommen tatsächlich noch vor.

Ein Nahrungsangebot, das Fluchtreflexe auslöst, wäre bei Google undenkbar. Es gibt weltweit wohl keine Kantine, die öffentlich so gefeiert wird wie die des Internetgiganten. Allein der Begriff Kantine ist eine Beleidigung. Google punktet mit etlichen durchdesignten Restaurants, Bistros, Cafés und Mikro-Küchen, die so ziemlich jeden kulinarischen Wunsch erfüllen. Der Konzern ist nicht nur für seine Datensammelwut berühmt, sondern auch für seinen Überwachungsblick auf die Angestellten. Die Google-Formel lautet: Gesunde, sprich topernährte Mitarbeiter sind glücklich, und glückliche Menschen leisten Hervorragendes. Sie sind innovativ und kreativ. Das Essen, ob Sushi, Thai, Indisch oder was auch immer, ist deshalb kostenlos und steht den Google-Arbeitern vierundzwanzig Stunden sieben Tage in der Woche zur Verfügung, damit sie bloß nicht auf die Idee kommen, den Campus zu verlassen. Um den kleinen Hunger oder Durst zwischendurch zu stillen, müssen Google-Mitarbeiter lediglich wenige Schritte gehen, um in eine der Mikro-Küchen zu gelangen, wo die (gesunden) Snacks bereitstehen.

Der Nachteil an kostenlosem Essen: Es ist auch ohne Hunger verführerisch. Nur: Google will keine vollgefutterten Mitarbeiter und arbeitet deshalb mit psychologischen Tricks. Der Essenskosmos ist in Wahrheit eine ausgeklügelte Manipulationslandschaft. Sobald man die Kantine betritt, sticht die Salatbar ins Auge, da Menschen dazu neigen, das zu nehmen, was sie als erstes sehen. Süßigkeiten wie M&M's sind in opaken Behältern verstaut, was die Kalorienzufuhr der Mitarbeiter drosselt. Scott Giambastiani, der Küchenchef, formulierte Googles Ernährungsmission einmal so: »Wir wollen die gesündeste Belegschaft des Planeten schaffen. Und wir sehen, dass Googler mit kleinen Tellern etwas weniger essen. Dann werden sie später am Tag nicht so müde. Das hält sie auf der Höhe ihrer Leistungsfähigkeit und zahlt sich für Google aus.« Da kleinere Teller aber nicht zwangsläufig bedeuten, dass der hungrige »Googler« eine gesunde Wahl trifft, hilft ihm bei der Entscheidungsfindung ein Ampelsystem. Mit einem grünen Punkt gekennzeichnete Lebensmittel dürfen jederzeit gegessen werden. Die gelb markierten nur gelegentlich, und Rot heißt: Bitte nicht so oft! Man nennt diese sanfte Verhaltenssteuerung »Nudging«, also einen kleinen Stups in die richtige Richtung geben. So ein Stups, schreiben Richard Thaler und Cass Sunstein in ihrem Buch *Nudge*, funktioniert auch, wenn hinter dem Buffet ein Spiegel hängt: Die Menschen greifen häufiger zu Obst und seltener zu Donuts. Offenbar sieht man sich selbst lieber mit einem Apfel in der Hand.

Ob Nudging auch dann funktioniert, wenn es transparent ist, untersuchte 2015 eine in den Niederlanden angesiedelte Studie. Ausgewählt wurden dafür drei Kioske auf Bahnsteigen, ein Setting, in dem wir unsere Kaufentscheidungen impulsiv treffen. Im ersten Kiosk wurden die ungesunden Snacks neben der Kasse – Schokolade und Kekse – gegen Obst und Müsliriegel ausgetauscht, im zweiten blieb alles wie gehabt, und im dritten wurden die gesunden Alternativen ebenfalls neben der Kasse plaziert – jedoch mit dem Hinweis: »We help you to make healthier choices.« Das Ergebnis: Stand das Obst neben der Kasse, steigerte das den Verkauf innerhalb einer Woche signifikant (287 versus 161), mit und ohne »Nudging«-Hinweis. Offenbar, und das ist interessant, fassten ihn die Verbraucher nicht als Bevormundung auf. Allerdings blieb der Verkauf von ungesunden Snacks leider konstant.

Das Google-Essensprogramm ist ein zentraler Teil der gigantischen Optimierungsschleife, in die der Konzern seine Mitarbeiter vom ersten Tag an schickt. Stellt sich die Frage, was mit jenen geschieht, die sich trotz Nudging nicht von roten Punkten abschrecken lassen und die falsche Wahl treffen? Zählt Google heimlich Kalorien? Und verdonnert die Sünder zu einem Fortbildungskurs in Sachen Ernährung? Tönt ein Alarm, wenn man zur Sprite-Dose greift? In einer optimierten Ernährungswelt sind Fehlgriffe nicht vorgesehen. Wie aber steht es um Ihren Arbeitgeber? Stupst auch er Sie in die gesunde Richtung?

Das beliebteste Kantinenessen der Deutschen ist übrigens die Currywurst. Jedenfalls noch.

GESCHMACK:
AUCH EINE SACHE DER GENE

Warum Kinder, die nur Nudeln essen,
womöglich Supertaster sind

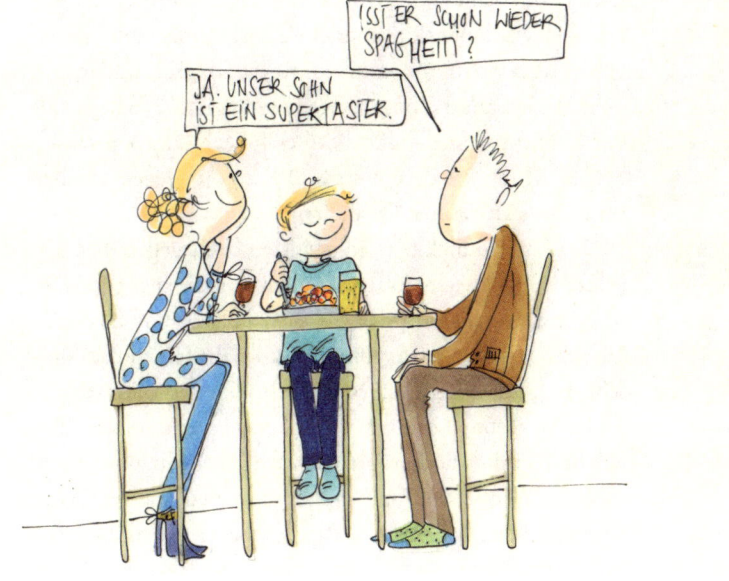

Wahrscheinlich haben Sie sich schon einmal darüber gewundert, warum Menschen, die an einem Tisch zusammensitzen, identische Speisen so unterschiedlich wahrnehmen und bewerten. Die einen salzen kräftig nach, andere verziehen das Gesicht, weil die Artischocken zu bitter sind und die Erdbeercreme zu süß ist. »Geschmäcker sind verschieden«, hören wir von klein auf, ohne dass dieser Satz begründet würde. Und wenn, waren die Begründungen womöglich falsch, galt doch lange Zeit, dass die Zunge eine Art Landkarte ist, auf der die Gebiete, sprich Geschmacksrichtungen süß, sauer, salzig, bitter und (später) umami, streng voneinander getrennt existieren. Wahr ist, dass jede Geschmacksdimension überall auf der Zunge geschmeckt wird. Auch wenn es dominante Regionen gibt, finden sich über die gesamte Zunge verteilt sichtbar hervorstehende Geschmackspapillen, die die Geschmacksknospen beherbergen. Darin wiederum sitzen bis zu 150 Rezeptorzellen für die gustatorischen Qualitäten.

Die Empfindlichkeit einiger Menschen gegenüber einzelnen Geschmacksstoffen ist damit noch nicht geklärt. Mitverantwortlich ist dafür die Anzahl der Geschmacksknospen. Zu diesem Ergebnis kam 1993 die Geschmacksforscherin Linda Bartoshuk vom Florida Center for Smell and Taste. Sie färbte die Zungen von Versuchsteilnehmern blau ein und zählte die hervorstehenden Zungenpapillen. Anzahl und Größe der Papillen unterschieden sich erheblich. Wer besonders viele kleine Papillen besaß, entpuppte sich im Geschmackstest als Sensibelchen. Den Bitterstoff Propylthiouracil, kurz PROP, der von anderen als neutral oder bestenfalls als schwach bitter bewertet wurde, erlebten diese

Personen als extrem bitter. Bartoshuk bezeichnete sie daraufhin als Supertaster, also Superschmecker. »Menschen, die Geschmack mit einer extremen Intensität wahrnehmen«, so Linda Bartoshuk, »leben in einer neonfarbenen Nahrungsmittelwelt, während die Welt der anderen eine pastellfarbene ist.«

Die Genetikerin Sarah Tishkoff, die unterschiedliche Bitterpräferenzen in der afrikanischen Bevölkerung untersuchte, fand dort erstaunlich viele genetische Variationen von Bitterrezeptoren. Dass auch die Gene Ursache des Superschmeckens sind, erklärt, warum sich die Geschmackssensibilität häufig von Eltern auf deren Kinder vererbt. Sollte eines Ihrer Kinder ein *picky eater* sein und ausschließlich Nudeln essen, hat es möglicherweise ein Superschmecker-Gen geerbt. (Umso wahrscheinlicher, wenn es in der Verwandtschaft des Kindes mehrere wählerische Esser gibt.) Genauso wie sich Augenfarbe und Geschlecht von Kindern unterscheiden, kann die Beschaffenheit der Zunge variieren. Betroffenen sind Äpfel oft zu sauer, Gewürzgurken zu salzig, Grapefruits zu bitter und Karamellbonbons zu süß, denn die intensive Geschmackswahrnehmung von Supertastern beschränkt sich nicht nur auf Bitterstoffe.

Dennoch sollten diese Lebensmittel (außer vielleicht die Karamellbonbons) eine verdiente Chance bekommen – ein besonderer Mechanismus könnte schließlich dafür sorgen, sie zu mögen: die Habituation (Gewöhnung). Mit wiederholter Reizdarbietung setzt Gewohnheit ein, einschließlich der Fähigkeit, den Reiz zu ignorieren. Während beim ersten Bissen eine starke, mitunter extreme Sensitivierung erfolgt, verliert bereits der vierte und fünfte Bissen deutlich an Intensität. Ein Grund, warum die Molekularküche auf kleine Portionen und große Vielfalt setzt.

Wer von klein auf ohne Mühe Camembert, Chicorée und Salzstangen essen kann, gehört eher nicht zu den 25 Prozent der Superschmecker, sondern fällt entweder in die Kategorie Normalschmecker, zu der etwa 50 Prozent aller Menschen zählen, oder in die der Nichtschmecker (25 Prozent), deren Geschmack deutlich undifferenzierter ist. Nichtschmecker sind äußerst experimentierfreudig. »Ich möchte essen, was ich noch nie zuvor gegessen habe« ist ein Satz, der einem Nichtschmecker mühelos über die Lippen kommt. Das Gegenteil ist bei einem Supertaster der Fall, es sei denn, er hat seine Vorsicht überwunden und aus seiner besonderen Fähigkeit einen Beruf gemacht, als Koch oder Restaurantkritiker.

Fazit: Seien Sie nicht zu streng mit Ihrem Kind, wenn es nur Nudeln mit Ketchup essen mag. Es könnte einfach nur über sehr viele Zungenpapillen verfügen.

DER ANANAS-IRRTUM

Warum wir mögen, was wir mögen

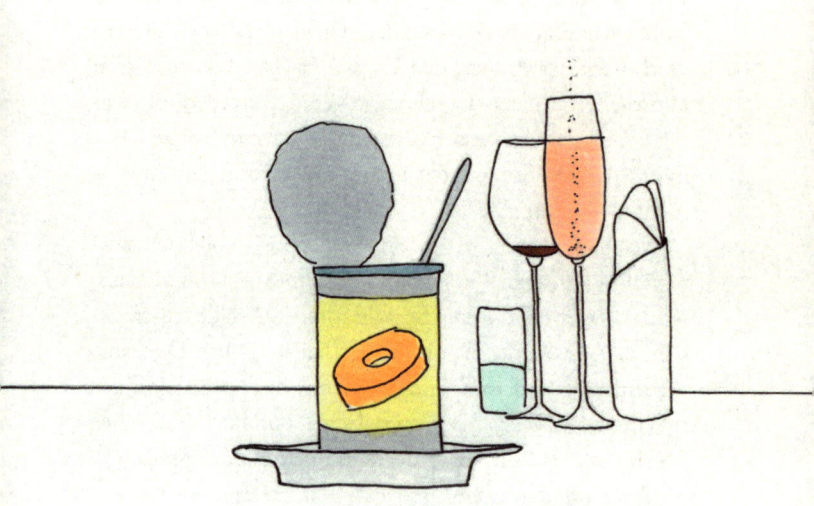

Eine Ananas ist eine Ananas ist eine Ananas? Nein, ist sie nicht. Wie Sie den Geschmack einer Ananas konkret beschreiben, wie süß, saftig, faserig, weich, aromatisch und auf der Zunge prickelnd Sie die Frucht erinnern, hängt von Ihrem individuellen Geschmacksprofil ab. Je nachdem, wann und vor allem in welcher (bearbeiteten, abgepackten, ursprünglichen) Form Sie der Ananas zum ersten Mal begegnet sind, hat Ihre Erwartung an den Geschmack einer Ananas geprägt. Kam Ihre erste Ananas aus der Dose, wurde dann auf ein mit Schinken belegtes Stück Toastbrot gepackt, unter Scheiblettenkäse begraben und in den Ofen geschoben, sind Sie ein Toast-Hawaii-Kind. Der Vorteil dieser Zubereitungsart ist, dass sie dem leicht metallenen Dosengeschmack der Ananas den Garaus macht. Wer auf diesen künstlichen Ananas-Geschmack geprägt worden ist, wer ihn lieben gelernt hat, der wird sich, beißt er zum ersten Mal in ein frisches Stück Ananas, fragen, was mit der Ananas nicht in Ordnung ist.

Welche Nahrung wir mögen, welche wir ablehnen, was täglich auf unseren Tisch kommen könnte und was niemals, ist das Ergebnis unserer Sozialisation innerhalb einer bestimmten Esskultur. Wer in einem thailändischen Dorf aufwächst, mag andere Speisen als jemand, dessen Kindheit sich in den Schweizer Bergen zwischen Fondue und Bircher Müsli abspielt. Innerhalb der einzelnen Nahrungskosmen wiederum bilden sich durch Erziehung, Lernprozesse, Erfahrungen und Veranlagungen (siehe Kapitel 5) individuelle Geschmackspräferenzen und Abneigungen heraus. Die Phase eines *picky eaters* durchlaufen wir alle: Im Alter von 18 bis 24 Monaten ist unsere Neophobie, die angeborene

Angst vor Neuem, besonders ausgeprägt. Bis zum 5. Lebensjahr überwiegt der kritische Blick. Was Eltern heute nervt, sicherte einst unser Überleben.

Die treibende Kraft, was den Geschmack betrifft, ist die Familie. Eltern und Geschwister leben uns tagtäglich ihren Geschmack vor und prägen dadurch unseren eigenen – womit wir beim »Mere-Exposure-Effekt«, dem Effekt der Darbietungshäufigkeit, wären. »Geschmackseindrücke, die erlebt werden, lösen die Tendenz zur Wiederholung aus«, so der Ernährungspsychologe Volker Pudel. Damit sei auch ein gewisses Sicherheitspotenzial gegeben, denn am Geschmack lasse sich die Speise identifizieren, die wir bereits gegessen und ohne negative Folgen vertragen haben. »Menschen wählen eine Speise *nicht* aus, *weil* sie sie mögen. Vielmehr mögen sie eine Speise, weil sie sie gegessen haben.« Und, möchte man hinzufügen, weil sie eine Vorliebe für sie entwickelt haben, die vielschichtiger ist als die reine Wiederholung. Deren Gefahr nämlich liegt in einer sensorischen Abstumpfung. Die Sonderstellung unseres Lieblingsgerichts speist sich auch daraus, dass wir es nicht täglich genießen. Dieser spezifisch-sensorischen Sättigung liegt ein evolutionsbiologischer Mechanismus zugrunde, der uns vor einer allzu einseitigen Ernährung und damit einem Mangel an Nährstoffen und Vitaminen bewahrt. Die einzige Ausnahme: Muttermilch.

Doch auch der Manipulationsspielraum des Mere-Exposure-Effekts hat seine Grenzen und läuft manchmal ins Leere. Wenn mit einer Speise negative Erfahrungen verknüpft sind, nützt es nichts, jemandem die Abneigung auslösende Speise wieder und wieder vorzusetzen. Als erzieherisches Instrument kann der Mere-Exposure-Effekt trotzdem gute Dienste leisten. Was der Nachwuchs heute partout (und grundlos) zu essen verweigert, isst er womöglich, sobald er den Reiz häufig genug dargeboten bekommen hat. Der walisische Psychologe David Benton hat einige Ratschläge für Eltern zusammengestellt, wie sie gesunde Ernährungsgewohnheiten ihrer Kinder fördern können: »Die emotionale Komponente beim Essen ist zentral. Essenszeiten sollten für das Kind nicht mit negativen Themen belegt werden. Bestrafen Sie Ihr Kind auch nicht, wenn es nicht essen möchte. Wenn das Kind gezwungen wird, ein bestimmtes Nahrungsmittel zu essen, wird dieses weniger gemocht. Neophobische Reaktionen sind normal und sollten nicht sanktioniert werden. Eltern sollten darauf achten, dass energiereiche Nahrungsmittel nicht als Belohnung benützt werden. Ermutigen Sie Ihr Kind, auf Sättigungsgefühle zu hören. Wenn Sie wollen, dass der Teller aufgegessen wird, dann erlauben Sie dem Kind, die Menge auf dem Teller selbst zu bestimmen, oder geben Sie kleine Portionen, bis das Kind satt ist.«

Fazit: Wenn selbst das Beherzigen dieser Tipps nicht von Erfolg gekrönt sein sollte, hilft vielleicht die Erinnerung daran, wie viel man selbst über Geschmacksvielfalt – siehe den Ananas-Irrtum – im Laufe seines Lebens lernen musste und immer noch lernt.

Alles hat seine Zeit. Auch manches Geschmackserlebnis.

SCHLANK IN 30 TAGEN?

Warum Diäten nicht funktionieren,
außer der 80-Prozent-Regel

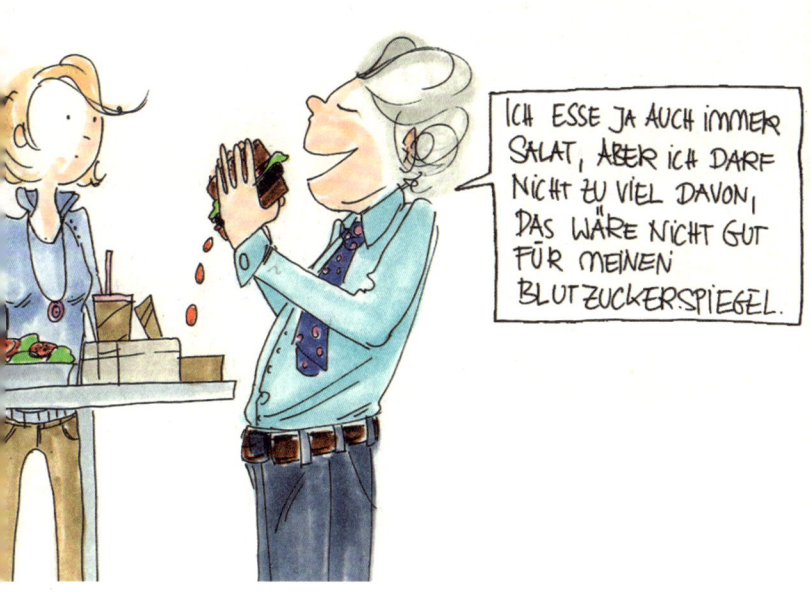

Gut möglich, dass in Ihrer Ernährungsbiographie diverse Diätversuche auftauchen. Ebenso gut ist es möglich, dass Ihr anfänglicher Enthusiasmus schnell erloschen und von Frust abgelöst worden ist. Bei Ihnen hat die Schlank-in-30-Tagen-Bikini-Diät nicht funktioniert? Und die Low-Carb- und Eiweiß-Diät auch nicht? Selbst die Ananas-Diät blieb wirkungslos? Dann sind Sie ein Versager!

Das ist natürlich Unsinn. Glücklicherweise können wir das schwarz auf weiß nachlesen. Im vergangenen Jahr sorgte eine aufwendige Studie von Wissenschaftlern des Weizmann-Instituts im israelischen Rehovot mit 800 Probanden für Aufsehen. Deren Blutzuckerspiegel wurde eine Woche lang alle fünf Minuten gemessen. Per App gaben sie außerdem detaillierte Informationen über ihr Schlaf- und Essverhalten, Stressmomente, sportliche Betätigung und sonstige Aktivitäten.

Die Erkenntnis: »Allgemeine Ratschläge zur Ernährung und Diätempfehlungen für die Bevölkerung sind ziemlich fragwürdig und nur von begrenzter Wirksamkeit.« Was für den einen gesund ist, muss es noch lange nicht für den anderen sein. Jeder Mensch ist anders. Das klingt banal, doch die Ernährungswissenschaft tendiert dazu, alle über einen Kamm zu scheren. »Manchmal haben die Teilnehmer komplett gegensätzlich auf eine Mahlzeit reagiert«, so der Biologe Eran Segal, der am Weizmann-Institut in Israel forscht. Dass die Unterschiede zwischen den Individuen so groß seien, ist von der Ernährungswissenschaft noch viel zu wenig berücksichtigt worden. Segal konstatiert riesige Lücken in der Forschung. Bei einer Teilnehmerin ließen zum Beispiel Tomaten den Blutzuckerspiegel dramatisch in die

Höhe schießen, bei anderen Teilnehmern stieg der Blutzuckerspiegel nach dem Verzehr von Sushi stärker als nach einem Eis. Möglicherweise ist ein Marzipancroissant am Morgen eben doch das Richtige.

Weshalb? Laut Wissenschaftlern spielt die Darmbakterienflora eine Rolle, ebenso das Alter, der Body-Mass-Index und natürlich die Bewegungsgewohnheiten. Benötigt würden keine allgemeinen Diätempfehlungen, sondern maßgeschneiderte Ernährungsratschläge, um einen erhöhten Blutzucker zu kontrollieren. »Vielleicht gehen wir ganz falsch an die Epidemien Übergewicht und Diabetes heran. Wir tun so, als ob wir wüssten, was wir dagegen tun können und dass es nur daran liege, weil die Leute nicht auf uns hören und weiter unkontrolliert essen. Vielleicht hören uns die Leute schon zu, aber wir geben ihnen die falschen Ratschläge.«

Das ist eine ungeheuerliche Aussage. Einerseits. Andererseits illustriert sie nur die Geschichte der Wissenschaft. Erkenntnisse sind nie in Stein gemeißelt. Was gestern noch schädlich war und auf der Tabuliste stand, kann vielleicht schon morgen problemlos konsumiert werden. Immer wieder kommt es vor, dass Lebensmittel plötzlich in völlig neuem Licht erscheinen – Stichwort Flüssigkeitsräuber Kaffee. Und beim Spinat wurde schlicht die Kommastelle beim Eisengehalt falsch gesetzt, was ihn auf dem wissenschaftlichen Papier gesünder machte, als er auf dem Teller war.

Diätratgeber bedienen zwar die Bedürfnisse einer Optimierungsgesellschaft perfekt, inhaltlich sind sie aber oft Humbug. Diesen Humbug zerlegt unter anderem die Psychologin Traci Mann in ihrem Buch *Secrets from the eating lab* in seine Einzelteile. Eine Attacke, mit der sie sich unter Diätexperten sicherlich etliche Feinde gemacht hat. Traci Mann schätzt klare Ansagen und beginnt ihr erstes Kapitel mit den Worten: »Diäten funktionieren nicht.« Zum Beispiel unsere Gene: Die Beziehung zwischen ihnen und dem (Über-)Gewicht ist eng. Sind die eigenen Eltern dick, ist die Wahrscheinlichkeit, selbst füllig durchs Leben zu gehen, größer als bei schlanken Eltern. Gene, so Traci Mann, spielten eine unbestreitbare Rolle bei der Regulierung des Gewichts. »Die meisten von uns haben einen genetisch festgelegten Gewichtsbereich. Wenn wir versuchen, über oder unter diesem Bereich zu leben, kämpft unser Körper mächtig damit, sich anzupassen.«

Auch unsere Willenskraft macht uns einen Strich durch die Abnehmrechnung. Um uns herum lauern überall Versuchungen. Diät zu halten bedeutet, diesen Versuchungen permanent zu widerstehen und ein Meister der Selbstkasteiung zu werden. Plätzchen und Lebkuchen zur Weihnachtszeit? Gestrichen! Frische Pasta mit Steinpilzen? Gestrichen! Weißbrot mit Nutella? Gestrichen! Belgische Waffeln? Gestrichen! Je mehr wir uns versagen, je verbissener wir unsere Essgelüste kontrollieren, desto stärker wird jedoch unser Verlangen. Selbst asketisch veranlagte Menschen ziehen bei der Dauerverführung irgendwann den Kürzeren. Odysseus' Strategie, sich von seinen Männern, deren Ohren mit Wachs verschlossen waren, am Mast festbinden zu lassen, um dem betörenden Gesang der Sirenen nicht zu folgen, lässt sich nicht in unseren Alltag übersetzen.

Wie tückisch die kraftzehrende Selbstkontrolle ist, zeigte Ingrid Fedoroff von der University of British Columbia vor vielen Jahren in einem Versuch. Die Probanden wurden erst zehn Minuten lang Pizzaduft ausgesetzt, danach durften sie essen – so viel sie wollten. Es stellte sich heraus, dass die im Alltag bewussten, bemüht kontrollierten Esser besonders viel aßen. »Der Weg zur Hölle«, heißt es, »ist mit guten Vorsätzen gepflastert.« Ob wir sparen, mehr Sport treiben oder Diät halten wollen – stets lockt die unmittelbare Befriedigung.

Fazit: Jetzt sämtliche guten Ernährungsvorsätze über Bord zu werfen wäre zu kurz gegriffen. Wir sind nicht zum Übergewicht verdammt. Das Verzichtsgerede, mit dem wir dauerbeschallt werden, hilft aber auch nicht weiter. Denn die Pointe von Diäten ist gleichzeitig deren größter Schwachpunkt: Versprochen werden schnelle Erfolge, aber die sind meistens nicht von langfristiger Dauer (Stichwort Jo-Jo-Effekt). Aussichtsreicher ist eine umfassendere Ernährungsumstellung. Oder man hält sich gleich an folgende japanische Weisheit: »Hara hachi bun me«, was so viel bedeutet wie: »Iss, aber nur so viel, dass du zu 80 Prozent voll bist.«

KEINE ANGST VOR KOHLENHYDRATEN

Mit welchen Lebensmitteln Sie
auf einer Insel garantiert überleben

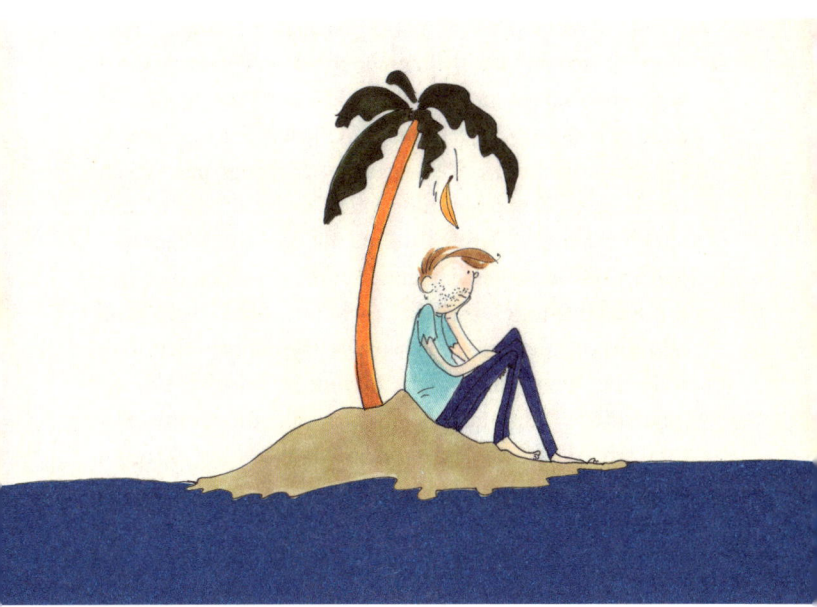

Sie wandern aus. Nicht für immer, nur für ein Jahr. Dieses Jahr verbringen Sie auf einer einsamen Insel, auf die Sie nur Wasser und ein weiteres Lebensmittel mitnehmen können. Wählen Sie das Lebensmittel, von dem Sie glauben, dass es Ihr Überleben am besten sichert: 1. Mais, 2. Alfalfa-Sprossen, 3. Hotdogs, 4. Spinat, 5. Pfirsiche, 6. Bananen, 7. Milchschokolade. Für welches Lebensmittel entscheiden Sie sich?

Exakt diese Frage stellte der Psychologe Paul Rozin vor Jahren einer Gruppe von Amerikanern. Am besten schnitten die Bananen ab, die 42 Prozent der Befragten gewählt hätten, gefolgt von Spinat (27 Prozent), Mais (12 Prozent), Alfalfa-Sprossen (7 Prozent), Pfirsichen (5 Prozent), Hotdogs (4 Prozent) und Milchschokolade (3 Prozent). Insgesamt entschieden sich damit lediglich 7 Prozent für diejenigen Nahrungsmittel, die die Chance, auf der Insel zu überleben, wahrscheinlich machen: Hotdogs und Milchschokolade. Warum? Hotdogs und Milchschokolade haben reichlich Fett und Kohlenhydrate, für die Energiedepots im Körper ist das ein Festschmaus. Auf der einsamen Insel geht es schließlich ums Überleben, nicht ums Abnehmen. Bananen sorgen mit der Aminosäure L-Tryptophan, dem Baustein des Wohlfühlhormons Serotonin, allenfalls für ein kurzfristiges Stimmungshoch. Dass allerdings Spinat so punktete, dürfte an Popeye dem Matrosen liegen, der in dem Comic dank des Spinats, den er büchsenweise vertilgte, sagenhafte Kräfte entwickelte.

Wahrscheinlich würden sich auch die meisten von uns intuitiv für eines der gesunden, nährstoffreichen Lebensmittel entscheiden. Das Ergebnis der Studie zeigt, wie sehr wir inzwischen dazu neigen, Nahrungsmittel automatisch mit Etiketten wie »gesund«, »ungesund«, »gefährlich«, »ungefährlich«, »darf man essen«, »darf man nicht essen« zu versehen – manchmal ohne triftigen Grund. Zum Beispiel Fett: Fett, schreibt Rozin, scheint in unseren Ernährungsvorstellungen selbst in geringen Mengen die Rolle eines Gifts übernommen zu haben. Dabei ist es schlicht überlebensnotwendig. Ganz abgesehen davon, dass Fette nicht gleich Fette sind und es auch hier gilt, zu differenzieren, anstatt panisch an Gewichtszunahme und Herz-Kreislauf-Probleme zu denken. »Wenn man sich so viele Sorgen um die eigene Ernährung macht, kann das nicht gesund sein«, so Rozin.

Ist es auch nicht. Statt Gelassenheit und Genuss haben sich im Zuge der Dauerbeschallung mit Ernährungstipps und Verboten in vielen Küchen Angst und Verunsicherung breitgemacht. Der Bestsellerautor Michael Pollan bringt es in seinem Buch »Lebens-Mittel: Eine Verteidigung gegen die industrielle Nahrung und den Diätenwahn« auf den Punkt: »Nach dreißig Jahren Ernährungsempfehlungen sind wir dicker, kränker und schlechter ernährt. Das ist unser Dilemma.«

Fazit: Auf einer einsamen Insel hätten wir schlechte Karten. Mies gelaunt säßen wir vor unseren Alfalfa-Sprossen, anstatt Nahrung zu sammeln oder irgendein Tier zu erlegen – denn dafür fehlte uns die nötige Energie.

DER ROHKOST-IRRTUM

Wie uns das Kochen schlau macht

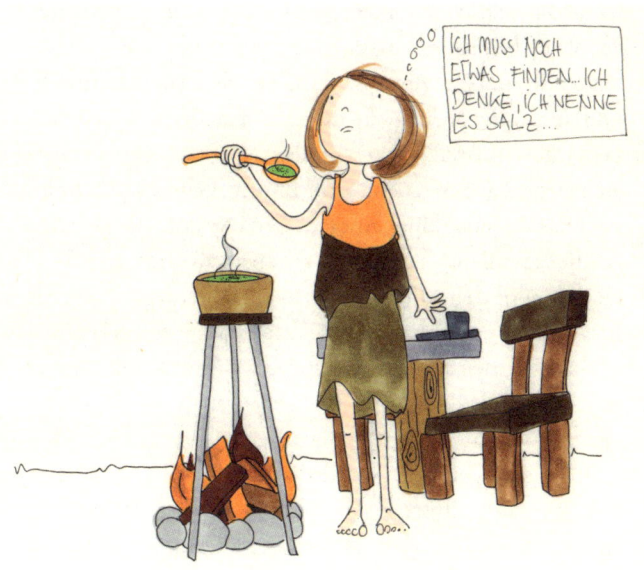

Schimpansen essen lieber gekochte Süßkartoffeln, als rohe, genau wie wir Menschen. Das ist zunächst wenig überraschend, wir teilen schließlich 98,5 Prozent unseres Erbguts. Bleibt die Frage, weshalb Schimpansen dann nicht gleich permanent hinter dem Herd stehen und sich ein Spiegelei braten. Für den Anthropologen Richard Wrangham ist die Sache klar: Erst die Kulturtechnik des Kochens hat uns zum Menschen gemacht. Ohne das Brutzeln und Dünsten würden wir nicht aufrecht gehen und säßen noch in den Bäumen. Der Harvard-Professor schreibt in seinem Buch *Feuer fangen,* die Cuisine liege uns quasi in den Genen. Der Mensch sei in derselben Weise dafür eingerichtet, gekochte Nahrung aufzunehmen, wie Kühe dafür eingerichtet seien, Gras zu fressen. Im Zeitalter von Mikrowelle und Industrienahrung, in dem das Kochen ein beliebtes Fernsehevent ist, das man am liebsten entspannt vom Sofa aus verfolgt, anderen beim Fachsimpeln, Garen und Schnippeln zuschauend, klingen solche Sätze seltsam aus der Zeit gefallen. Schließlich gilt heute schon als Kochen, eine Tiefkühlpizza in den Ofen zu schieben. Dabei legten erst die Entdeckung des Feuers und die Zubereitung von gekochten Mahlzeiten den Grundstein für die Entwicklung unserer geistigen Fähigkeiten, zu denen eben auch das Schreiben von Skripten für Kochsendungen gehört.

Für unsere Vorfahren war der Übergang vom Rohen zum Gekochten ein Effizienzglücksfall: Das Kauen der zähfaserigen Pflanzenkost allein dauerte etwa sechs Stunden, und die Verdauung fand unter großem Energieaufwand statt. Durch das Kochen wurde die Konsistenz der Nahrung zarter, die Verweildauer im Magen sank, und die Verwertbarkeit von Nährstoffen stieg. Während die Verdauungsorgane schrumpfen konnten, ließ die Energie aus gekochter Nahrung das Gehirn wachsen. So machte das Kochen den Menschen schlau.

Eine Studie der Universität Parma ergab: Wer seine Karotte roh knabbert, nimmt gerade einmal ein Prozent des Vitamins Betacarotin auf, in gekochtem Zustand sind es bereits 30 Prozent. Mediterrane Kräuter wie Thymian, Rosmarin und Salbei entfalten erst durch Hitze zellschützende Wirkung. Die antioxidative Gesamtleistung von Karotten, Brokkoli und Zucchini steigt, nachdem sie erhitzt wurden. Das Fazit der Studienleiterin Nicoletta Pellegrini bestätigt Wranghams »Human Cookivore Theory«: »Eine optimale Zubereitung verbessert die Nährwertqualität von Gemüse.«

Das Kochen selbst hat entscheidende Vorteile, denn es lässt Gifte zerfallen, tötet Krankheitserreger ab und hat eine konservierende Wirkung. Fleisch brauchte nicht sofort verzehrt, sondern konnte längere Zeit aufbewahrt werden. »Das Aufkommen des Kochens muss die Art und Weise, wie wir gegessen haben, und damit zugleich unser Sozialverhalten radikal verändert haben«, schreibt Wrangham. Anstatt wie Schimpansen die Nahrung allein zu verspeisen, kamen Urmenschen zu einer gemeinsamen Mahlzeit am Feuer zusammen. Man feierte Jagderfolge oder half sich gegenseitig bei Misserfolgen, indem man die Beute teilte. Man tüftelte an neuen Kochtechniken und Werkzeugen und fertigte Messer aus Steinspitzen, Pfannen aus Felsplatten und Töpfe aus Schildkrötenpanzern. Frauen sammelten in kleinen Gruppen Nahrung und bereiteten sie gemeinsam zu,

Männer gingen in Gruppen auf die Jagd. Diese Arbeitsteilung zwischen Mann und Frau konnte nur funktionieren, weil die Nahrung gekocht wurde, glaubt Wrangham: »Ein Jäger, der nach einem langen Arbeitstag zurückkehrt, kann seinen Hunger leicht stillen, weil sein Abendessen gegart ist. Wäre seine Kost hingegen ganz und gar roh, hätte er ein ernsthaftes Problem.« Denn er müsste, bevor er sich aufs Ohr hauen kann, erst ewig kauen.

Derart komplexe soziale Veränderungen erforderten enorme Anpassungsleistungen des Gehirns. Der Neurowissenschaftler Gordon M. Shepherd vermutet, dass die Aromenvielfalt von gekochter und fermentierter Nahrung Anstoß zur Herausbildung des sekundären, retronasalen Geruchssinns und somit des »einzigartigen menschlichen Gehirn-Geschmack-Systems« gab. Die Aromen von Speisen beeinflussen schließlich zahlreiche neuronale Prozesse: Emotionen, Gedächtnis, Sprache, die Steuerung von Wahrnehmungsprozessen und Appetit.

Die Erfindung des Kochens ist also eines der erfolgreichsten Kapitel der Menschheitsgeschichte überhaupt. Indem wir diese Kulturleistung leichtfertig immer stärker der Industrie überlassen, verlieren wir auch ein Stück unserer Geschichte. Ganz zu schweigen von den hohen Anteilen an gehärteten Fetten, raffiniertem Zucker, Salz und vitalstoffarmem Weißmehl, die wir unseren Körpern zumuten. Wir werden kränker und dicker, genauso wie übrigens unsere Haustiere, denen wir industriell gefertigtes Futter vorsetzen. Dass es für unsere Gesundheit am besten ist, beim Kochen frische und natürliche Ausgangsprodukte zu verwenden, liegt auf der Hand.

Fazit: Das Kochen steckt in einer Krise. Dass viele den Herd meiden, ist insofern paradox, als andauernd leidenschaftlich über Essen und Ernährung gesprochen, ja erhitzt diskutiert wird. Aber zur Kunst des klugen Essens gehört eben nicht nur das Reden, sondern auch das Kochen. Zumindest manchmal und selbstverständlich geschlechterübergreifend.

DIE UNHEALTHY = TASTY-INTUITION

Warum Ungesundes so gut schmeckt

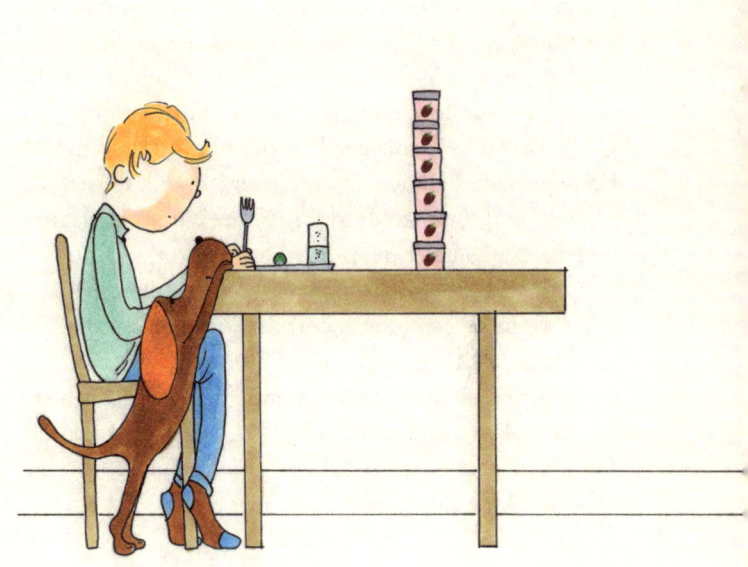

Einmal angenommen, auf einem Teller vor Ihnen liegen zwei verschiedene Sorten Kekse. Bei der einen Sorte handelt es sich um Dinkel-, bei der anderen um Schokoladenkekse mit Karamellglasur. Welche Sorte, glauben Sie, schmeckt besser?

Wahrscheinlich tippen Sie intuitiv auf die Schokoladenkekse – womit Sie der Unhealthy = Tasty-Intuition erlegen wären. Die Vorstellung, dass Ungesundes per se gut, sogar sehr viel besser als Gesundes schmeckt, ist nicht nur weit verbreitet, bereits von Kindesbeinen an wird uns dieser Glaubenssatz geradezu antrainiert. Nach dem Motto: Wenn du deine Portion Brokkoli brav aufgegessen hast, bekommst du zur Belohnung einen Vanillepudding! Und wenn du zusätzlich noch ein Stück Paprika nimmst, darfst du so viel Vanillepudding essen, wie du willst! Erst die Qual, dann das Vergnügen. Wie sollen Kinder Gemüse lieben lernen, wenn ihnen suggeriert wird, dass das Essen von Möhren und Rosenkohl eine ärgerliche Notwendigkeit ist und das Beste immer erst zum Schluss kommt?

Zahlreiche Studien belegen, dass allein die Ankündigung, gesunde Nahrung serviert zu bekommen, die Geschmackserwartung sinken lässt. Beim »Mango-Lassi-Experiment« der Universität Texas stuften Versuchsteilnehmer ein Lassi als weniger schmackhaft ein, wenn sie vorher die Information erhielten, dass es sich um ein gesundes Getränk handle. Wurde dagegen sein Kalorienreichtum betont, lobten die Tester dessen Geschmack.

Dass wir genetisch darauf programmiert sind, Zucker und Fett zu lieben, vereinfacht die Sache nicht. Der einzige Profiteur ist die Lebensmittelindustrie. Sie schlägt aus unserer Prägung Kapital und frisiert Lebensmittel auf. Steven Whitley, Autor des Buches *Why Humans like Junk Food,* spricht vom »dynamischen Kontrast«. Hell und dunkel, süß und salzig, knusprig und seidig gelten als besonders stimulierend für das Gehirn. Großartig finden wir Speisen, die sich im Mund erwärmen und herzhaft knuspern. Ein Beispiel für ultimativen Geschmack sind Cheese Nachos, wahre Füllhörner geschmacksverstärkender Zusatzstoffe, darunter Zucker, Salz, Glutamat, Zitronensäure, Chili, Zwiebel, Knoblauchpulver und verschiedene Milchprodukte. Ungesundes schmeckt, bringt einen kurzzeitigen Energiekick und Abwechslung. Das Gehirn speichert diese Informationen und stellt uns sämtliche motivationalen Ressourcen zur Beschaffung von Junk Food zur Verfügung. Selbst nachts noch, wenn sämtliche Supermärkte geschlossen sind, führt die Fahrt zur Tankstelle.

Lässt sich die Geschmackserwartung unter diesen Umständen überhaupt in irgendeiner Weise beeinflussen?

Ja, unter anderem durch Bildung. Forscher der Universität Kiel konnten nachweisen, dass mit steigendem Gesundheitsbewusstsein die Annahme schwindet, dass gesunde Lebensmittel schlechter schmecken als ungesunde. Nur: Wer demonstrativ mit der Gesundheitswirkung eines Produkts wirbt, sitzt dem Irrtum auf, Rationalität schlage Geschmack. Die Forscher schreiben: »Der Einfluss automatisiert aktivierter Geschmacksassoziationen lässt sich auch durch ein gesteigertes Gesundheitsbewusstsein nicht verändern.« Die zu beeinflussende Annahme, dass es sich um ein gesundes Lebensmittel handelt, lässt sich also nicht ohne weiteres ausweiten darauf, dass es auch gerne gegessen wird.

Trotz dieser Erkenntnis besteht kein Grund zur Ernüchterung. In Frankreich nämlich gilt erstaunlicherweise das Gegenteil der Unhealthy = Tasty-Intuition. Sprich, von gesunden Lebensmitteln wird der bessere Geschmack erwartet. Forscher der Universität Grenoble führen dies vor allem auf das Qualitätsbewusstsein der Franzosen zurück. Anstatt mit künstlichen Aromen arbeiten dort mehr Köche mit Kräutern und Gewürzen, frischem Knoblauch und Schalotten. Zutaten von Salaten werden raffiniert kombiniert, Zitronenschalen und Koriander beispielsweise mit Tomaten, in winzige Würfel geschnitten, damit sich Aromen sofort auf der Zunge entfalten.

Fazit: Man muss, um der Unhealthy = Tasty-Intuition ein Schnippchen zu schlagen, nicht gleich nach Frankreich ziehen, es reicht, sich von der französischen Küche inspirieren zu lassen.

MACHT IHR PARTNER SIE DICK?

Warum Sie sich nicht zu gut
verstehen sollten

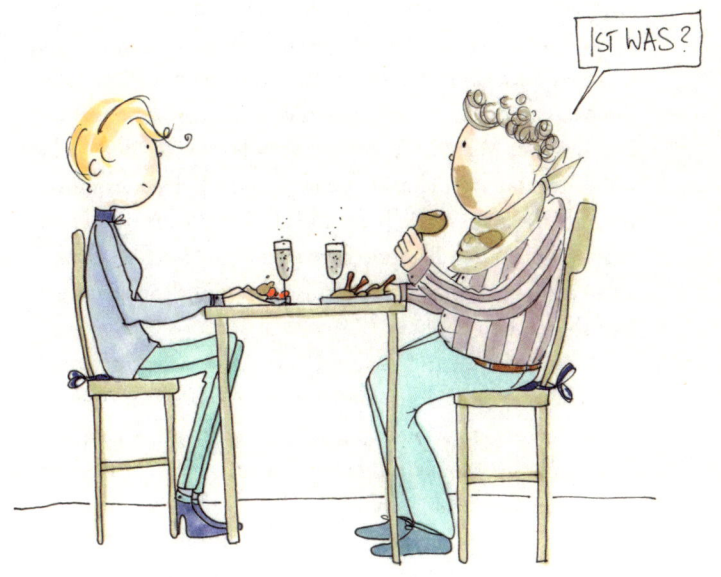

Nicht nur Liebe geht durch den Magen, sondern auch Hass. Das ist bitter, aber nicht zu leugnen. Der Niedergang beginnt stets mit den kleinen Dingen, heißt es vielsagend in dem bösen Film *Rosenkrieg,* in dem Kathleen Turner und Michael Douglas ein sich bis aufs Blut bekriegendes Ehepaar spielen. Liegt jedem Anfang ein Zauber inne, gleicht das Ende manchmal einem Krieg.

Zu diesen kleinen Dingen, die einen plötzlich am anderen massiv stören, gehört oft die Art, wie der einst Geliebte isst, wie er die Gabel hält, hörbar kaut und dabei den Kopf schief legt. Oder wie er einen Hähnchenknochen abnagt! Und einen Apfel schält! Und erst diese schreckliche Hast beim Essen! Was man in der Kennenlernphase irgendwie rührend oder gar interessant fand, stößt einen nun ab. Sind die Masken gefallen, werden schwere Geschütze aufgefahren, und der Verachtung folgen zuweilen Taten. Bei Kathleen Turner und Michael Douglas passiert Folgendes: Eines Abends, die Hausherrin hat Gäste, die freudig um den Tisch sitzen und auf den Hauptgang warten, geht Michael Douglas in die Küche, öffnet seine Hose und pinkelt in aller Seelenruhe auf den Fisch.

Das geht eindeutig zu weit, zeigt aber, wie emotional Essen besetzt ist. Denken Sie an frischverliebte Paare. Großzügig wird da im Restaurant Serviertes geteilt, der andere darf ganz selbstverständlich probieren, vom Steak, den Rösti, den Garnelen, der Weinschaumcreme. Nicht selten hält man seinem Partner verzückt die eigene Gabel hin – und füttert ihn. Meins ist deins und umgekehrt. Isst der Partner gerne Fleisch, mag man es plötzlich auch, hat er eine Vorliebe für Innereien, ist man sogar bereit, seinen Ekel gegenüber Niere und Leber abzulegen. Gemeinsames Essen verbindet – so sehr, dass Frauen, die mit ihrem Partner zusammenziehen, dazu neigen, fortan auf Disziplin zu pfeifen. Als sei die Sache geritzt, die Liebe zueinander sicher und Taillenspeck, sogenannte »love handles«, der natürliche Lauf der Dinge. Zu diesem Ergebnis kommt eine Studie der Universität Newcastle, die das Essverhalten von Paaren untersucht hat. Wie sich das Zusammenziehen auf die Männer auswirkt? Offenbar positiv. Sie profitieren nämlich vom Einfluss ihrer in der Regel gesundheitsbewussteren Partnerin, essen mehr Gemüse und Obst und versorgen ihren Körper seltener mit Fertigpizza und Bier vor dem Fernseher – das typische Bild, das man vom männlichen Single im Kopf hat.

Männer ernähren sich in Beziehungen also gesünder, womit sie gewichtstechnisch im Vorteil sind, was erhebliches Konfliktpotenzial birgt. »Am Tisch«, so der französische Soziologe und Bestsellerautor Jean Claude Kaufmann, »formiert sich eine Beziehung, und dort zeigt sich auch ihr aktueller Stand. Das Essen ist wie ein Barometer, das anzeigt, wie gut es bei einem Paar läuft.« Krisele es zwischen den Partnern, könne sich die Lage beim Essen zuspitzen: »Man ist sich hier sehr nahe, im guten wie im schlechten Sinn. Sich gemeinsam an den Tisch zu setzen, ist eine erzwungene Annäherung. Deswegen wird auch Streit sehr oft beim Essen ausgetragen.« Zugunsten des Hausfriedens verzichtet man besser auf explosive Themen wie Politik, Religion, Schwiegereltern, Beziehungsprobleme. Eine Bekannte erzählte einmal, dass ihr Freund sein Frühstücksei immer mitnahm, wenn er in die Küche ging, um frischen

Kaffee zu holen – aus Angst, sie könnte es ihm wegessen. Ihre Beziehung durchlitt damals eine Krise. Ist die Liebe erst gescheitert, teilt sich das ganz anders mit. »Bei südamerikanischen Indianern«, so der Kulturwissenschaftler Walter Leimgruber, »gab eine Frau ihrem Mann zu verstehen, dass sie ihn verlassen will, indem sie die Kochtätigkeit für ihn einstellte. Er seinerseits konnte den Scheidungswunsch dadurch anzeigen, dass er nicht mehr von ihren Speisen aß.« Auf den Versuch, ein eskalierendes Essen zu entschärfen, indem man den Fernseher einschaltet, kann man übrigens getrost verzichten: Er wird missglücken. Die Kälte des Schweigens steht der Härte des verbalen Ausrastens in nichts nach.

Es gibt indes noch eine ganz andere Möglichkeit, Spannungen vorzubeugen. Brillat-Savarin schrieb darüber in seinem Meisterwerk *Physiologie des Geschmacks*. 25 Jahre hatte der Jurist an diesem Buch gearbeitet, bis es schließlich 1825 in Paris erschien. Die Kritik war hellauf begeistert. In dem Buch heißt es: »Wenn die Feinschmeckerei von beiden Partnern geteilt wird, hat sie einen entscheidenden Einfluss auf das Glück in der ehelichen Gemeinschaft.« Denn zwei feinschmeckerisch veranlagten Ehegatten böte sie zumindest einmal am Tag die Gelegenheit zusammenzutreffen. »Selbst wenn sie nicht im gleichen Bett schlafen – und das ist nicht selten der Fall –, essen sie doch zumindest am selben Tisch. Sie verfügen über täglich wiederkehrende Gesprächsthemen und unterhalten sich nicht nur über das, was sie essen, sondern auch das, was sie gegessen haben, was sie essen werden, was sie bei anderen beobachtet haben, über Gerichte, die gerade Mode sind, über neue Erfindungen

usw.« Bekanntlich seien gerade diese familiären Plaude-
reien sehr reizvoll.

Fazit: Nehmen Sie die Zweisamkeit am Tisch nicht auf
die leichte Schulter. Trotz aller Plauderei entwickelt sich
früher oder später in vielen Liebesbeziehungen das gemein-
same Essen samt Organisation (planen, einkaufen, kochen
und so weiter) zum verminten Terrain. Dann doch lieber
love handles. Aber für beide – ganz im Sinne Brillat-Sava-
rins.

DER SUPERMARKT

Warum Sie sich immer wieder
aufs Neue verführen lassen

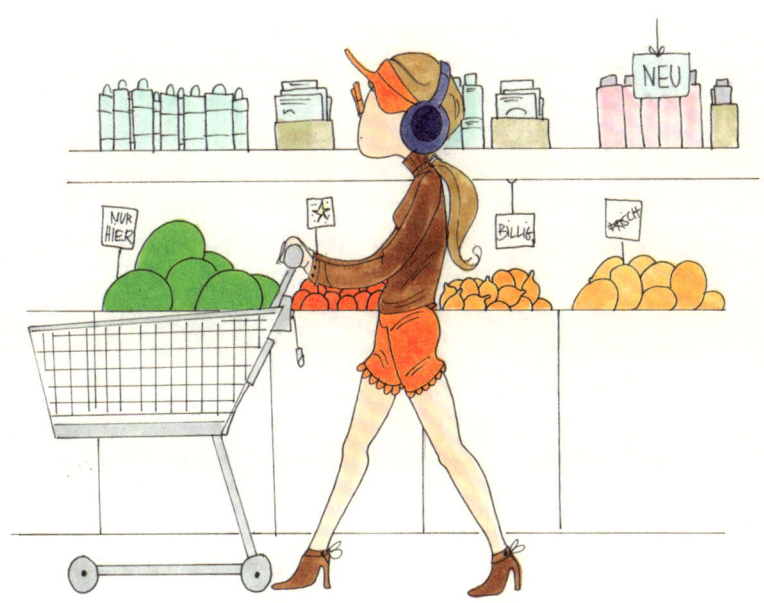

Der Supermarkt unseres Vertrauens ist einer der am häufigsten frequentierten Orte innerhalb unseres persönlichen Food-Radius (siehe Kapitel 2). Jedes Mal, wenn wir ihn betreten, begeben wir uns in einen Kampf gegen unseren Feind, den Supermarktbetreiber, der gänzlich andere Interessen als wir verfolgt. Mit einem Zettel in der Tasche, auf dem Milch, Brot, Joghurt, Pesto, Äpfel und Lauch stehen, möchten wir den Einkauf zügig und effizient erledigen, während uns der Supermarktbetreiber gerne stundenlang nach immer neuen Artikeln greifend durch die Gänge schlendern sähe. Nach Artikeln, die wir weder brauchen noch wollen, weshalb Supermärkte mit subtilen psychologischen Tricks arbeiten. Das ist bekannt. Wir glauben die Manipulationsmechanismen zu durchschauen und sind überzeugt, dass wir auf billige Verführungstricks nicht hereinfallen. Eine Fehlannahme. Etwas rational zu begreifen heißt nicht, immun dagegen zu sein.

Dass Supermärkte bestimmten Einrichtungsprinzipien folgen und wir uns weltweit sofort in ihnen zurechtfinden, ist nur logisch. Auf stapelweise Toilettenpapier und Taschentücher werden Sie nirgendwo als Allererstes treffen. Der erste Eindruck zählt, und dieser erste Eindruck soll Frische vermitteln: durch den Duft von Backwaren und prominent plaziertem, knackigem Obst und Gemüse. Manchmal wird das Gemüse mit winzigen Wassertropfen aus kleinen Düsen bestäubt, damit es glänzt und besonders frisch wirkt – in Wahrheit verdirbt es dadurch nur schneller.

Was für Gemüse gilt, gilt ebenso für Obst. Auch die Banane hat einen Optimierungsprozess durchlaufen. »Jede Farbe stellt für die fragliche Banane ein bestimmtes Verkaufspotenzial dar«, schreibt der Neuromarketing-Experte Martin Lindstrom in seinem Buch *Brandwashed. Was du kaufst, bestimmen die anderen.* Umsatzdaten belegten, »dass die Verkaufswahrscheinlichkeit einer Banane im Pantone-Farbton 13-0858 (ein kräftiges Gelb, das auch als Vibrant Yellow bezeichnet wird) geringer ist als die einer Banane der Nummer 12-0752 im Pantone-Farbspektrum (Butterblume), die visuell etwas wärmer wirkt und die Frucht reifer und frischer erscheinen lässt«.

Die Kühltheke befindet sich deshalb im hinteren Winkel des Geschäfts, weil Molkereiprodukte zu den am häufigsten gefragten Artikeln zählen (in der Fachsprache Schnelldreher genannt). Also schickt man den Kunden vorbei an zahllosen Artikeln – sprich Reizen. Die teureren Markenprodukte sind in Sichthöhe plaziert (140 bis 180 Zentimeter), die günstigeren befinden sich in der sogenannten Bück- und Reckzone (Mehl, Zucker etc.).

Der Preis eines Produkts ist meistens nicht das Entscheidende. »Wir greifen am ehesten zu einem Produkt, wenn wir eine emotionale Bindung zu einer Marke haben. Ich nenne das einen somatischen Marker. Man muss sich das vorstellen wie ein Lesezeichen bei einem Internet-Browser, mit dem man immer auf einer bestimmten Webseite landet. Genauso gibt es Lesezeichen in unserem Gehirn, die uns zu bestimmten Marken greifen lassen, mit denen wir etwa angenehme Kindheitserinnerungen oder positive Assoziationen verbinden«, so Lindstrom. Der Duft von Johnsons Baby-Puder (in Deutschland Penaten) sei einer der beliebtesten Gerüche weltweit.

Falls Sie noch nie den Fußboden eines Supermarkts betrachtet haben sollten, tun Sie es: Dessen Struktur beeinflusst unsere Gehgeschwindigkeit. Rollt man seinen Einkaufswagen über viele kleine Rillen, glaubt man, schneller zu sein, als man ist – und geht automatisch langsamer. Die Berieselung mit langsamer Musik verstärkt diese Langsamkeit und erhöht die Wahrscheinlichkeit intuitiver Kaufentscheidungen.

Dass Supermärkte häufig kleine Stände errichten und Salami-, Käse- und sonstige Probierhäppchen anbieten, hat damit zu tun, dass sie ein bestimmtes Produkt intensiv bewerben wollen. Das ist offensichtlich. Nicht offensichtlich ist die dahintersteckende Idee, das Phänomen der Reziprozität zu nutzen, um den Verkauf anzukurbeln. Die Reziprozität ist ein uraltes Programm, schreibt Rolf Dobelli in seinem Bestseller *Die Kunst des klaren Denkens*. Nach dem Motto: »Ich helfe dir aus, du hilfst mir aus.« Der Wissenschaftler Robert Cialdini, der das Phänomen genauer untersucht hat, habe festgestellt, dass der Mensch es kaum aushalte, bei Mitmenschen in der Schuld zu stehen. Hinter dem freundlichen Verköstigungsangebot steckt also »sanfte Erpressung«. Vance Packard, Journalist und Konsumkritiker, sprach schon 1957 in seinem Buch *The Hidden Persuaders (Die geheimen Verführer)*, das ein Jahr lang auf der Bestsellerliste der *New York Times* stand, vom »Griff nach dem Unbewussten«.

Aus diesem Griff ist eine Umklammerung geworden. Zurzeit, so Lindstrom, dominiere noch das Visuelle in der Werbewelt. Doch die Zukunft gehöre dem multisensorischen Marketing. »In Großbritannien hat man einen Versuch in der Weinabteilung eines Supermarkts gemacht. In der ersten Woche hat man Akkordeonmusik gespielt, in der zweiten Woche Blasmusik. Auch wenn das nationale Klischees bedient, hat es sich direkt im Absatz niedergeschlagen: In der ersten Woche wurden deutlich mehr französische Weine verkauft, in der zweiten Woche mehr deutsche.«

Fazit: Gegen den Manipulationsapparat Supermarkt helfen nur Scheuklappen, Kopfhörer und ein starrer Blick auf den Einkaufszettel.

DER PRIMING-EFFEKT

Warum Häagen-Dazs-Eiscreme
nicht aus Dänemark stammt

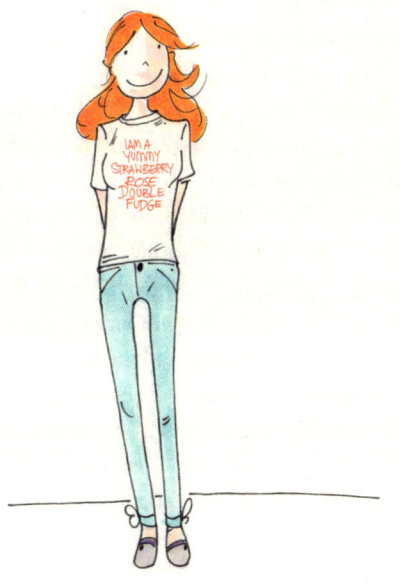

»Esst mehr Fisch und Schokoladenkuchen!«, hätte ein Restaurantbetreiber, dessen Geschäft nicht wie erhofft florierte, seinen Gästen vermutlich am liebsten zugerufen. Da das bestenfalls zu einer kurzzeitigen Belustigung geführt hätte, bediente sich der Gastronom eines rhetorischen Tricks. Er änderte die Namen der Gerichte auf seiner Speisekarte. Aus dem Fischfilet wurde »Succulent Italian Seafood Filet« und aus dem Schokokuchen »Black Forest Belgian Double Chocolate Cake«. Wobei man sich fragt, was der Schwarzwald eigentlich in Belgien verloren hat, aber offenbar genügte bereits eine Anspielung auf die berühmte Schwarzwälder Kirschtorte in Kombination mit der weltbesten belgischen Schokolade, um dem Nachtisch einen glanzvollen Auftritt zu verschaffen.

Die Werbemaßnahme zielt auf das Unterbewusstsein der Käufer, wo sie ihre Wirkung entfaltet. Ein Hinweisreiz wie belgische Schokolade genügt, um für eine Kaufentscheidung wichtige Assoziationen zu wecken. Die Kognitionspsychologie spricht von Priming, was so viel bedeutet wie unbewusste Anbahnung. Vergleichbar ist Priming mit einem Ratespiel, bei dem man mit einer Farbe, einer Melodie, einem Duft oder einem Wort konfrontiert wird – Reizen, die mit Hilfe der Erinnerung zu einem Bild vervollständigt werden. Statt der expliziten Information »Schokoladenkuchen« transportiert die Charakterisierung »belgische Schokolade« wichtige zusätzliche Informationen, emotional, kognitiv und sensorisch. Der Verkauf der Speisen soll durch das Neuromarketing um 28 Prozent gestiegen sein.

Woran denken Sie, wenn Sie Häagen-Dazs hören? An Dänemark? Nur: Die hochpreisige Eiscreme ist gar kein dänisches Produkt, sondern ein amerikanisches Unternehmen, das von dem aus England und Polen stammenden Ehepaar Rose und Reuben Mattus 1961 in New York gegründet wurde. Warum aber gehen viele Menschen automatisch davon aus, es mit einem skandinavischen Qualitätsprodukt zu tun zu haben? Auch hier handelt es sich um einen klassischen Fall von Priming. Der nordisch klingende Produktname aktiviert in unserem Unterbewusstsein skandinavientypische Assoziationen wie Natur, Frische, Design, Mitsommernacht und Qualität. Unbewusst folgern wir, dass das Produkt etwas mit all diesen Dingen zu tun haben muss.

Was wir in die Kategorie »Lustkauf« einordnen, ist in Wahrheit das Resultat eines hochkomplexen Verarbeitungsprozesses, ausgelöst durch neurologische Manipulation, wie sie uns in der Konsumlandschaft allerorten begegnet. Häufig genügen Sekundenbruchteile, um aus einem Stimulus ein Verhalten werden zu lassen. Teilnehmer eines Experiments, die, während sie Aufgaben an einem Computerbildschirm bearbeiteten, 23 Millisekunden das Wort »Lipton Ice« eingeblendet sahen, griffen anschließend häufiger zu Eistee und seltener zu Wasser als die nicht manipulierte Vergleichsgruppe. Der Effekt war besonders stark, wenn die Teilnehmer vorher einen salzigen Snack gegessen hatten und starken Durst verspürten. In diesem Fall bevorzugten 85 Prozent den Eistee gegenüber dem Wasser.

»Je mehr wir über das Gehirn lernen, desto sinnvoller erscheint mir eine UN-Charta gegen die neurologische Manipulation«, warnte vor vielen Jahren der Psychologe John Bargh, wobei er sicherlich nicht in erster Linie die Verführung zu Eistee im Sinn hatte. Bargh hatte 1996 mit einem einfachen Experiment den enormen Einfluss von Priming auf das menschliche Verhalten bewiesen. Die Teilnehmer, die Bargh zuvor in zwei Gruppen eingeteilt hatte, beschäftigten sich mit Wortlisten (in der Annahme, einen Sprachtest durchzuführen). Die eine Gruppe erhielt eine Wortliste zum Thema »Alter«, auf der Begriffe standen wie »vergesslich«, »langsam«, »Stock«, »humpeln« und so weiter. Bei der Vergleichsgruppe lag der Fokus auf dem Thema »Jugend« – es kamen Wörter wie »sportlich«, »gelenkig«, »tanzen«, »Party« und »spontan« vor.

Als Bargh seine Versuchsteilnehmer schließlich mit einem Dankeschön verabschiedet hatte, startete er heimlich das eigentliche Experiment. Er stoppte, wie lange die Teilnehmer für die Distanz von 9,25 Meter zum Ausgang benötigten. Das Ergebnis: Wer sich mit dem Thema Alter beschäftigt hatte, brauchte länger zur Tür. Wer auf das Thema Jugend geprimt worden war, ging 1 Sekunde schneller.

Die ideomotorische Verknüpfung funktioniert auch andersherum. Wer sich wie ein alter Mensch verhält, denkt auch in altersbezogenen Schubladen. Das entdeckten Forscher der Universität Köln, als sie Barghs Versuch umdrehten. Sie ließen Studenten sehr langsam durch einen Raum gehen – anschließend erkannten jene bevorzugt die altersbezogenen Begriffe.

»Priming«, fasst es Daniel Kahneman zusammen, »bedeutet, dass unser Denken und Verhalten von Stimuli beeinflusst werden, denen wir keine Aufmerksamkeit schenken oder die sogar gänzlich unbemerkt bleiben.« Der Wirtschaftsnobelpreisträger unterscheidet zwei kognitive

Verarbeitungsebenen. Zum einen das (unbewusste) System 1 mit seinen ungezügelten Impulsen, Assoziationen und instinktgesteuerten Reaktionen. Dem stellt Kahneman das logisch denkende, abwägende (bewusste) System 2 gegenüber, das zielgerichtet Entscheidungen trifft sowie Denken und Handeln bewusst kontrolliert.

Wenngleich Werbemaßnahmen auf das System 1 zielen, ist man seinem Unterbewusstsein nicht gänzlich ausgeliefert. Denn wir sind sprichwörtlich in der Lage, uns zu »reprimen«. Zum Beispiel, was unser Essverhalten betrifft. Wie genau das funktioniert, dieser Frage sind die Forscherinnen Katie E. Mosack und Amanda M. Brouwer nachgegangen. Für ihren Versuch teilten sie 124 Frauen in drei Gruppen auf. Die erste Gruppe erhielt Informationsmaterial über gesunde Ernährung und sollte ein Esstagebuch führen. Die Teilnehmer der zweiten Gruppe sollten ebenfalls Tagebuch führen, allerdings vorher eigene Ernährungsziele formulieren, in denen sie selbst aktiv als »gesunder Esser« vorkamen, wie »Ich bin ein Obstesser«, »Ich bin ein Gemüseesser«, »Ich bin ein Zuckermeider« etc. Die dritte Gruppe war eine Kontrollgruppe und sollte nichts dergleichen unternehmen.

Es stellte sich heraus, dass die Gruppe, deren Mitglieder sich selbst als gesunde Esser bezeichnet hatten, das Zielverhalten deutlich erfolgreicher umsetzte als die Mitglieder der anderen beiden Gruppen. Wer sich auch semantisch auf eine gesunde Verhaltensweise geprimt hatte, aß über die Dauer des Experiments deutlich gesünder. »Je mehr sich jemand mit einer Rolle identifizierte, desto größer war die Wahrscheinlichkeit eines rollentypischen Verhaltens«, fasste Studienleiterin Katie E. Mosack zusammen.

Fazit: Wenn Sie wieder einmal der Versuchung nicht widerstehen können, greifen Sie ruhig mit gutem Gewissen zu – doch seien Sie skeptisch, wenn Ihnen jemand belgische Schokolade aus dem Schwarzwald verkaufen möchte.

DER MARKETING-PLACEBO-EFFEKT

Warum im Wein gerade nicht
die Wahrheit liegt

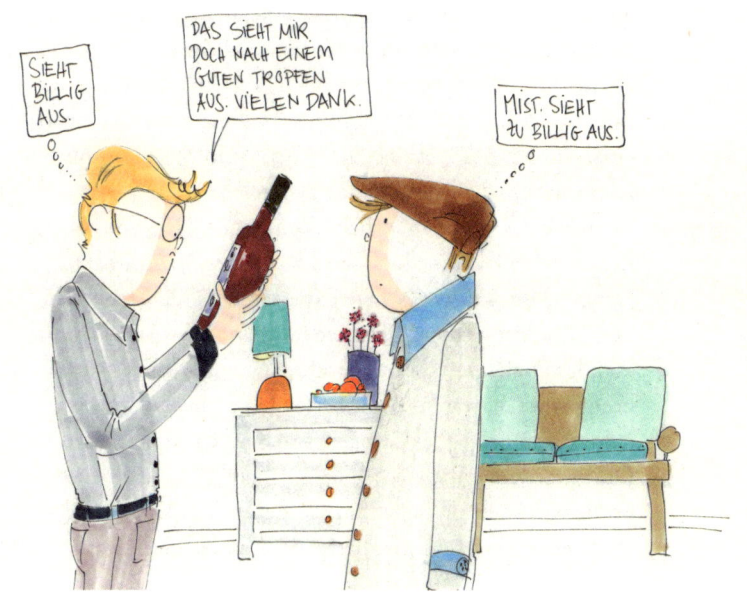

Sie sind zu einer Party eingeladen und möchten nicht mit leeren Händen erscheinen. Wein funktioniert als kleine Aufmerksamkeit immer, denken Sie und eilen zum nächsten Supermarkt. Vor den Regalen stellen Sie diverse Überlegungen an: Rot oder weiß, Franzose oder Chilene, das gelbe Etikett oder lieber das blaue? Sieht der billige Wein teuer genug aus, oder der teure zu billig? Die Zeit drängt, also greifen Sie kurzerhand zu einer Flasche im mittleren Supermarkt-Preissegment. Gemäß dem Motto »Qualität hat ihren Preis«, aber übertreiben muss man es ja auch nicht. Als Sie die Flasche feierlich überreichen, beschleichen Sie leise Zweifel. Sieht man der Flasche ihren Preis auch wirklich an? Der Gastgeber wirft einen raschen Blick aufs Etikett, ermittelt in küchenpsychologischer Manier den Preis (und damit, was er Ihnen wert ist) und fällt ein Urteil. Ohne auch nur einen einzigen Schluck probiert zu haben, sind Sie beide überzeugt, die Qualität des Weines zu kennen.

Im Wein liegt die Wahrheit? Von wegen. Sie beide haben sich blenden lassen – doch seien Sie gewiss, Irrtümer unterlaufen selbst ausgewiesenen Experten. Als auf einer New Yorker Auktion etliche Flaschen kostbarer Clos Saint-Denis von der Domaine Ponsot der Jahrgänge 1945 bis 1971 angeboten wurden, waren die Etiketten gefälscht. Das erkannte jedoch lediglich der extra angereiste Besitzer des Weingutes. Dort wurde nämlich vor 1982 gar kein Clos Saint-Denis produziert. Ob der Geschmack des edlen Tropfens den Täter ebenfalls überführt hätte, darüber lässt sich nur spekulieren.

Zurück zum ganz normalen Weineinkauf: Anbaugebiet, Rebsorte, Jahrgang, Veredlungsverfahren, wie soll der normale Mensch bei dieser Informationsflut den Durchblick behalten? Schließlich verspricht das (umstrittene) Parker-Punkte-System dem Konsumenten, ihn vom Entscheidungsdilemma zu befreien. Das Prinzip ist einfach, ab 50 Punkten wird gezählt, ab 86 Punkten sind Weine interessant und 100 Bewertungspunkte erhalten vom Parker-Imperium jene Abfüllungen, die versprechen, eine Legende zu werden, so wie der Erfinder des Systems, Robert Parker, selbst. Ein Wein, der es auf 99 Parker-Punkte bringt, kann seinen Wert über Nacht vervielfachen. Welcher Wein hingegen nicht einmal 80 Punkte erreicht, jene Schwelle zum »überdurchschnittlich«, ist renommierten Fachzeitschriften nicht einmal eine Erwähnung wert. Nur: Was unterscheidet geschmacklich einen 79-Punkte-Wein von einem mit 80 Bewertungspunkten?

Mühelos sollte es dagegen einem Laien gelingen, einen teuren Wein von einem billigen zu unterscheiden. Davon waren auch die Teilnehmer einer Studie überzeugt. Wissenschaftler der Universität Bonn und der französischen Business School INSEAD schenkten ihren Probanden Rotwein aus – der angeblich drei, sechs und zwölf Euro gekostet hatte. Obwohl es sich bei allen drei Kostproben um ein und denselben Wein handelte, beurteilte die Mehrheit der Testpersonen den angeblich zwölf Euro teuren Wein als höherwertig. Der Preis hat ihr Geschmacksempfinden stark beeinflusst. Man spricht hier vom Marketing-Placebo-Effekt. Was teurer ist, muss automatisch besser sein; ein produktübergreifender Denkfehler, der manche sogar dazu veranlasst, für eine Augencreme 200 Euro zu bezahlen.

Überraschend war, dass nicht alle Probanden der Studie dem Marketing-Placebo-Effekt gleichermaßen erlagen. Ausgerechnet die rational Denkenden waren besonders anfällig für die Täuschung, was sich sogar im Gehirn der Teilnehmer feststellen ließ. Bildgebende Verfahren zeigten eine verstärkte Aktivität des präfrontalen Cortex, jenes Hirnareals, das für rationale Entscheidungen zuständig ist. Weniger anfällige Personen zeigten indes eine verstärkte Aktivierung der Inselrinde, einer Region, die vor allem Körpersignale verarbeitet. »Diese Gehirn- und Verhaltensstrukturen sind nicht angeboren. Sie entstehen im Laufe eines Lebens durch Verknüpfungen. Entscheidend ist, wie wir lernen«, so der Studienleiter. Wessen Lernverhalten stärker an externer Belohnung orientiert sei, falle leichter auf falsche Produktversprechen herein. Besser gewappnet sei, wer seinen eigenen Sinnen vertraue. Natürlich lassen sich die Sinne schulen, gerade in Bezug auf Wein. Der Neurowissenschaftler Gregg Solomon fand heraus, dass Süße, Balance, Aroma, Tanningehalt, Mineralität und Viskosität mit zunehmender Wein-Erfahrung leichter identifizierbar sind. Bei dieser Kompetenzaneignung spielt die weniger rationale als vielmehr erlebensbezogene Fähigkeit, Geschmack in Worte zu fassen, eine große Rolle.

Robert Parker ist übrigens bekannt für seine präzise, erfahrungsgesättigte Weinsprache. Die Phrase eines Mitarbeiters »riecht wie die Geschlechtsdrüse eines Lemmings« wies er einst empört zurück: »Wer um aller Welt hat dazu den passenden Geruch in der Nase?«

Fazit: Verschenken Sie am besten einen Wein, den Sie kennen und mögen. Der Beschenkte wird Ihr Urteil zu schätzen wissen, vorausgesetzt er mag Sie! Falls Sie die

Gunst des Gastgebers erst noch erwerben müssen, setzen Sie besser auf Parker-Punkte und nutzen damit den Marketing-Placebo-Effekt geschickt zu Ihrem Vorteil.

DAS TROPHY-KITCHEN-SYNDROM

Warum Sie sich die Anschaffung
einer imposanten Küche
gut überlegen sollten

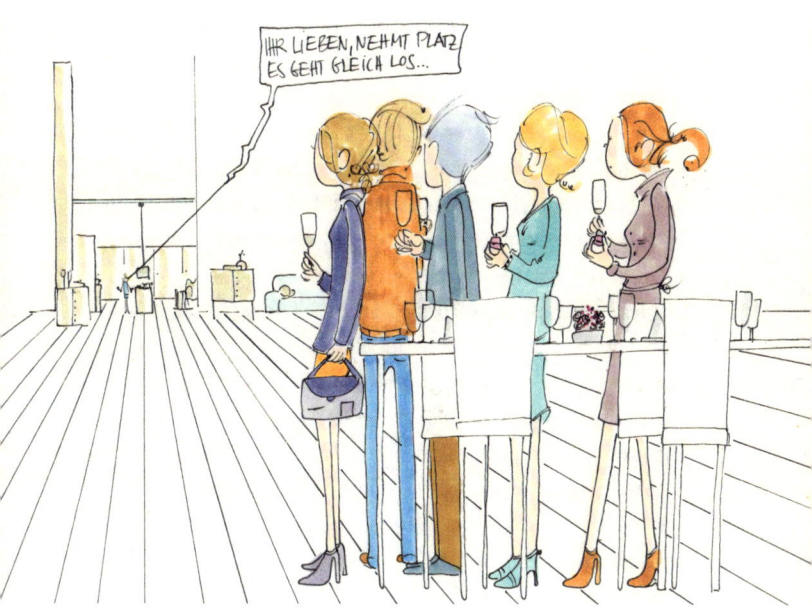

Eine sogenannte Trophy Kitchen zeichnet sich unter anderem dadurch aus, dass man in ihr im Grunde auch Rollschuh laufen oder sich in einem der geräumigen Schränke verstecken könnte. Sie ist offen, was aufgrund ihrer Größe kein Problem darstellt, weil der Kochgeruch erst gar nicht bis zum Esstisch hinüberzieht. Dass sie aus edlen Materialien gefertigt wurde, versteht sich von selbst. Laut »The Sage Encyclopedia of Food Issues« gehören zu einer Trophy Kitchen insbesondere Arbeitsplatten aus Granit, Marmor oder Quarz, viel Edelstahl, professionelle Küchengeräte sowie spezielle kleine Geräte wie eine eingebaute Espressomaschine oder Wärmeschubladen. Kücheninseln und eine bühnenähnliche Beleuchtung, die auch die hochtechnisierten Supergeräte in den Glasschränken in Szene setzt, sind ebenso fester Bestandteil einer Trophy Kitchen. Wie ihr Name bereits sagt, ist die Trophy Kitchen nicht nur zum Kochen da, sie ist ein Statussymbol, ein durchdesignter Ort der Repräsentation, der den Lebensstil und die Persönlichkeit des Besitzers widerspiegelt.

Dass die Populärkultur der Trophy Kitchen ein Denkmal nach dem nächsten setzt, ist kein Zufall. Die Regisseurin Nancy Meyer, deren Filmsets oft wie wahr gewordene Inneneinrichtungsträume aussehen, präsentierte den Zuschauern in ihrem Film *Was das Herz begehrt* aus dem Jahr 2003 eine glänzende Küche, die mit ihren weißen Schränken und den specksteinähnlichen Arbeitsflächen so rein und gleichzeitig gemütlich wirkte, dass man sofort in ihr wohnen wollte. Die Hauptdarsteller Diane Keaton und Jack Nicholson verbringen in diesem sehr erfolgreichen Streifen so viel Zeit mit Kochen, Reden, Rumhängen und

Flirten in der Vorzeigeküche, dass Nancy Meyer zu einer Art Ikone der Trophy Kitchens geworden ist. Die Zeitschrift *Architectural Digest* widmete ihr einige Magazinseiten.

Grundsätzlicher beschäftigte sich die *New York Times* 2007 mit dem Phänomen und machte gar eine neue Kulturkrankheit aus, die »Post-Renovierungs-Depression«. Ist die Arbeit erst erledigt und die Küche makellos, fallen die leidenschaftlichen Hobbygestalter in ein seelisches Tief. Ein bisschen so, als würden die eigenen Kinder ausziehen. Die Niedergeschlagenheit ist allerdings nicht die einzige Schattenseite des Einrichtungsperfektionismus: Eine Luxusküche erhöht die Wahrscheinlichkeit des Futterns. Je wohler wir uns in unserer Küche fühlen, desto länger halten wir uns in ihr auf und desto eher öffnen wir die Kühlschranktür oder greifen zu dem, was vor uns steht. Dieses Verhalten kennt jeder. Für Brian Wansink, Autor des Buchs *Slim by Design,* sind Küchen wie die in *Was das Herz begehrt* Ausdruck einer ohne Sinn und Verstand essenden Gesellschaft. Wansink wird nicht nur gerne für Vorträge gebucht, er begutachtet auch Küchen und gibt Umgestaltungsratschläge. Getreu der Devise: Setze bei der Ernährung nicht auf Rationalität, sondern trickse dich selbst aus.

Sollte in Ihrer Küche ein Sofa stehen, würde Wansink raten, es zu entfernen. Dasselbe gilt für einen Fernsehapparat. Heimeliges Licht? Schlecht. Eine Ladestation für das iPad? Designerstühle, die nicht nur gut aussehen, sondern auch noch bequem sind? Auch schlecht. Herrscht Reizüberflutung? Stehen Chips, Nutella, Cornflakes, Kekse offen herum, während Obst und Gemüse eher versteckt sind? Besonders schlecht. Eine leere Küche ist natürlich auch keine Lösung. Sonst ginge man bei Hunger ins nächstbeste Restaurant. Von weiß oder cremefarben gestrichenen Wänden rät Wansink ab, weil beide Farben die Essenslust stimulierten. Stattdessen: Blau, Grün, Gold oder Erdtöne. Kürbisfarben ist auch gut, so sei seine eigene Küche gestrichen.

Fazit: Mag sein, dass wer diese Ratschläge beherzigt, seine Küche neu einrichtet, streicht, Neonlicht installiert und ungesunde Snacks durch Möhren, Grünkohl, Gurken und Tomaten ersetzt, weniger Zeit in der Küche verbringt und gesünder kocht. Gleichzeitig wird die Küche damit ihrer sozialen Komplexität beraubt. Als Ort der Begegnung, des Austausches, der romantischen Zusammenkunft, ja gar der Erotik taugt sie dann nicht mehr. Die Küche würde zu einem lust- und genussfeindlichen Raum verkommen, in dem nicht einmal mehr das Kochen Leidenschaft entfachen könnte. Wer wollte das schon?

DIE MACHT DER RICHTIGEN FARBE

Warum rote Teller das Abnehmen
erleichtern

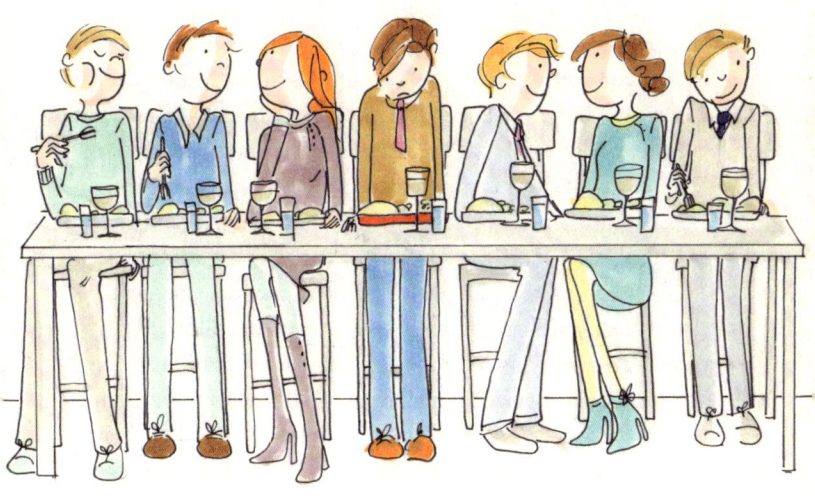

Das Wochenende naht, und Sie haben ein paar Freunde, die Ihnen mehr oder weniger am Herzen liegen, zum Essen eingeladen. Eine Freundin wird ihren Freund mitbringen, den Sie, da er ein humorfreier Besserwisser ist, nicht ausstehen können. Als vorbildliche Gastgeberin möchten Sie freilich, dass es allen schmeckt – aber eben nicht allen gut. Also überlegen Sie, wie Sie das Geschmackserlebnis Ihrer Gäste manipulieren können. Sie benötigen lediglich etwas Vorlaufzeit. Werfen Sie also früh genug und nicht erst einen Tag, bevor der Besuch kommt, einen kritischen Blick in Ihren Geschirrschrank. Was sehen Sie? Große und kleine Teller? Weiße Teller? Eckige Teller in unterschiedlichen Farben? Wahrscheinlich sehen Sie hauptsächlich die üblichen weißen Teller – genau darin liegt das Problem.

Wenn Sie verhindern möchten, dass sich der humorfreie Besserwisser eine Portion nach der nächsten von Ihrem Kalbstafelspitz auf seinen Teller lädt, servieren Sie ihm das Essen nicht auf einem weißen, sondern auf einem roten Teller. Wissenschaftler der Universität Oxford fanden in neurogastronomischen Experimenten heraus, dass rotes Geschirr unseren Hunger vermindert. Rot assoziieren wir mit Gefahr: Fliegenpilze sind rot, Verbotsschilder, Feuerlöscher. Die typische Reaktion bei Gefahr ist Flucht, an Essen denkt niemand. Auch Sushi-Liebhaber müssen zugeben, dass sechs Lachs-Nigiri auf einem roten Teller nicht sonderlich appetitlich aussehen. Die Konsequenz: Wir essen weniger, weil uns das Essen weniger gut schmeckt, womit der Spruch »Das Auge isst mit« eine weitere Bedeutungsdimension erhält.

Dass das Geschirr die servierten Speisen einrahmt, wes-

halb es gar nicht wichtig genug genommen werden kann,
wissen die Japaner schon sehr lange, weshalb sie sich – während in Frankreich und anderswo noch alles nebeneinander auf den Teller geklatscht wurde – bereits den Kopf über
die bestmögliche Präsentation zerbrachen. In keinem japanischen Restaurant werden Sie je das Gefühl haben, der Teller sei für die daraufliegenden Speisen zu klein, im Gegenteil. Inzwischen ist eine künstlerisch agierende Wissenschaft
entstanden, die versucht, appetitlich anmutendes Essen in
verführerisches zu verwandeln. Wir sollen unser Essen lieben, noch bevor wir das Besteck zur Hand genommen haben. Oder eben gerade nicht, womit wir wieder bei Ihrem
unliebsamen Gast wären.

Für alle, die überzeugt sind, dass allein die Qualität der
Zutaten sowie eine meisterliche Zubereitung die entscheidenden Faktoren eines gelungenen Mahls sind, ist das
eine bittere Pille. Selbst das liebevoll gestreichelte japanische Kobe-Rind, dessen Kilopreis etwa 550 Euro beträgt,
schmeckt, liegt es auf einem roten Teller, nicht mehr sensationell. Essen nimmt eben all unsere Sinne in Beschlag.
Wir riechen, sehen und schmecken das Essen nicht nur, wir
fühlen und hören es auch. Unser Genuss ist multisensorisch.

Auch beim Dessert wäre es leichtsinnig, zum nächstbesten Teller zu greifen. Der spanische Starkoch und ehemalige
»El Bulli«-Chef Ferran Adrià wirkte federführend bei einer Studie mit, deren Probanden Erdbeermousse serviert
bekamen; die eine Hälfte der Teilnehmer aß von einem weißen, die andere von einem schwarzen Teller. Die Mousse auf
den weißen Tellern schnitt deutlich besser ab: Die Tester

bewerteten den Geschmack um fünfzehn Prozent intensiver und um zehn Prozent süßer.

Aber weshalb? Einer der Gründe liegt im Kontrast der Farben. Erdbeermousse auf Weiß wirkt verheißungsvoller als auf Schwarz, wobei auch Farbassoziationen eine Rolle spielen. Innerhalb von Sekundenbruchteilen produzieren wir beim Blick auf den Teller Erwartungen – positive wie negative. Worauf wir die größte Lust verspüren, probieren wir als Allererstes. Das kann das Steak sein, die Marone, der Rotkohl.

Ein weiteres Beispiel: Wir wissen, dass das Essen in Krankenhäusern und Pflegeheimen selten grandios und oft grauenhaft ist. Es riecht fad, sieht fad aus und schmeckt fad. Schlimmstenfalls erzieht es Patienten zu Essensverweigerern. Ein ebenfalls von Forschern aus Oxford durchgeführter Versuch zeigte, dass sich die Verzehrmenge dementer Patienten in einem britischen Krankenhaus allein dadurch um knapp ein Drittel steigern ließ, dass man weißen Fisch anstatt auf beigefarbenen auf blauen Tellern reichte, womit er nicht mehr wie eine undefinierbare Pampe aussah, sondern wie frisch aus dem Meer. Ein simpler Trick mit großer Wirkung.

Fazit: Besorgen Sie sich Teller in unterschiedlichen Farben. Der Moment, in dem Sie froh sind, einen roten Teller zur Hand zu haben, wird kommen.

WARUM SIE NICHT WISSEN, WANN SIE SATT SIND

Und wie Sie es lernen können

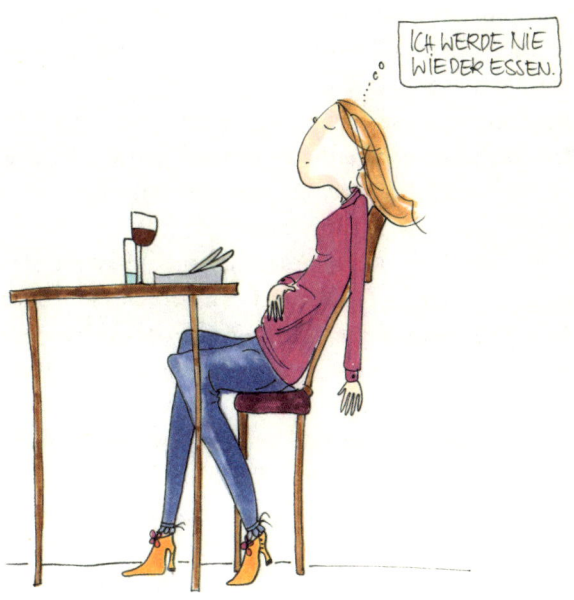

Woran merken Sie, dass Sie satt sind? Ist es der Moment, in dem Sie ein unangenehmes Gefühl im Magen verspüren? Oder erkennen Sie es vielmehr an einem leer gegessenen Teller oder einem Berg abgenagter Hühnerknochen? Für die meisten ist ein fühlbar gefüllter Magen das sicherste Sättigungszeichen. Kurz, ein Magen, den man durch unablässiges Hineinschaufeln ordentlich gedehnt hat. Tatsächlich ist der Magen ein Hohlorgan und ähnlich trainierbar wie ein Muskel, weshalb sich seine Aufnahmekapazität theoretisch binnen kurzer Zeit verdoppeln ließe.

Allan Geliebter von der Columbia University New York ließ in den achtziger Jahren in die Mägen seiner Versuchsteilnehmer Ballons einführen, die er in 100-ml-Schritten mit Wasser füllte. Nach jeder Steigerungsstufe wurden die Probanden nach ihrem Völlegefühl befragt. Bei schlanken Menschen endete die Aufnahmekapazität bei einem Magenvolumen von etwa 1100 ml, bei Fettleibigen erst bei 2200 ml und sogar darüber hinaus.

Wer allein dem Dehnungssignal seiner Magenwand vertraut, läuft ständig Gefahr, mehr zu essen, als ihm guttut. Praktischerweise verfügt unser Körper über weitere Informationsquellen, wie die Nährstoffdichte. Eine Tafel Schokolade dehnt zwar nicht den Magen, sättigt aber den Bedarf an Kohlenhydraten und Fetten. Ein wichtiges Hormon ist Ghrelin. In der Magenschleimhaut freigesetzt, entfaltet es seine Wirkung im Gehirn, wo es komplexe Prozesse wie Hunger, Schlaf, Sucht und Sättigung beeinflusst. Ein steigender Ghrelinspiegel signalisiert Hunger, Nahrungsaufnahme hingegen senkt die Ghrelinproduktion. Kohlenhydrate senken den Ghrelinspiegel besonders rasch, führen allerdings auch zu einem schnellen Wiederanstieg. Fette dagegen lassen den Ghrelinspiegel langsam sinken, halten ihn dafür aber über einen längeren Zeitraum hinweg niedrig. Was erklärt, warum eine Handvoll Nüsse länger sättigt als ein Donut.

Der Nachteil: Bis hormongesteuerte sättigende Signale das Gehirn erreichen und den Befehl erteilen, mit dem Essen aufzuhören, verstreichen schon mal bis zu zwanzig Minuten. Eine Zeitspanne, in der man Snacks mit hoher Energiedichte wie beispielsweise einen Mars-Riegel längst dreimal verzehrt hat.

Wenn es derart kompliziert ist, die körpereigenen Signale richtig zu deuten, warum verzichten wir trotzdem meistens auf eine dritte und vierte Portion? Rein physiologisch könnten wir diese mühelos bewältigen, wie ein Experiment mit Amnesie-Patienten aus den neunziger Jahren zeigt. Da diese sich nicht erinnern konnten, aßen sie ein komplettes Mittagessen zweimal hintereinander – offenbar ohne Sättigungsgefühl. Selbst als ihnen das Essen ein drittes Mal serviert wurde, begannen sie ohne Umschweife zu spachteln. Erst das Eingreifen der Versuchsleiter stoppte sie. Das zeigt, wie stark wir von der Erinnerung an verstrichene Mahlzeiten abhängig sind und wie leicht von Reizen verführbar.

Bewahrt uns also doch die Vernunft vor unaufhörlichem Essen? Ja und nein. Eine wichtige Rolle spielt die Gewohnheit. Wir essen in der Regel so viel, wie wir es gewohnt sind. Oder eben, bis der Teller leer ist. Der leer gegessene Teller ist einer der stärksten Schlüsselreize überhaupt: Wir vertrauen darauf, dass mit dem letzten Bissen automatisch ein Sättigungsgefühl einsetzt, und ignorieren, dass wir genauso gut schon *vorher* satt sein könnten.

In einem Experiment des Food and Brand Lab der Cornell University wurden Versuchsteilnehmer mit einem einfachen Trick zum Daueressen verführt. Die Studienleiter füllten in die auf dem Tisch festmontierten Teller mittels Schlauch und Pumpe unablässig Tomatensuppe – und die Probanden löffelten und löffelten. Manche aßen sogar weiter, als das Experiment eigentlich beendet war. Ein Teilnehmer, er hatte dreimal so viel gegessen wie sein Tischnachbar, dessen Teller nicht manipuliert war, fand die Suppe »ziemlich sättigend«. Wer von einem manipulierten Teller gegessen hatte und auf das Signal des leer gegessenen Tellers vertraute, aß im Schnitt 73 Prozent mehr.

Dass wir für gewöhnlich von normalen Tellern essen, schmälert die Aussagekraft der Studie nicht. Zu Hause pendeln wir munter zwischen Küche und Couch und holen uns Nachschub in kleinen Portionen. Dabei verlieren wir den Überblick über die Anzahl und Menge der verzehrten Portionen. Lenken wir während des Essens unsere Aufmerksamkeit auf andere Dinge, wie Fernsehen, tappen wir in dieselbe Falle. Teilnehmer eines Versuchs, die während des Essens Solitär am Computer spielten, fühlten sich später weniger satt als die konzentriert essende Vergleichsgruppe und bekamen schneller wieder Appetit.

Apropos Appetit: Laut einer Studie von 2013 können Darmbakterien den Appetit ihres Besitzers beeinflussen. Giulia Enders schreibt in *Darm mit Charme:* »Heißhungerattacken um 22 Uhr auf mit Schokolade überzogene Karamellbomben und hinterher noch eine Tüte Salzbrezeln entspringen nicht immer demselben Organ, das unsere Steuererklärung ausrechnet. Nicht im Hirn, sondern in unserem Bauch sitzt eine Bakterienfraktion, die nach Hamburgern schmachtet, wenn sie die letzten drei Tage von einer Diät heimgesucht wurde.« Und nicht nur das: Bakterien kommen offenbar auch zum Zug, wenn es um Sattheit geht. »In mehreren Studien«, so Enders, »konnte man zeigen, dass unsere eigenen Sattheits-Signalstoffe deutlich stärker ansteigen, wenn wir bakteriengerecht essen. Bakteriengerecht bedeutet: Dinge zu uns zu nehmen, die unverdaut im Dickdarm ankommen und dort von den Bakterien verarbeitet werden können. Nudeln und Toastbrot gehören überraschenderweise nicht dazu ;-).« Besser sind Kartoffeln, Chicorée, Knoblauch, Zwiebeln und Pastinaken.

Wer die Hoheit über seine Kalorienzufuhr zurückgewinnen will, sollte jedenfalls planvoll essen – nicht während des Gehens, sondern am Tisch. Bee Wilson plädiert in ihrem Buch *How we learn to eat* für mehr Achtsamkeit: »Bevor wir ändern, *was* wir essen, sollten wir die Art und Weise, *wie* wir essen, ändern.« Es sei unmöglich, ein gesundes Verhältnis zum Essen zu entwickeln, solange körpereigene Signale überhört werden und stattdessen externe Schlüsselreize wie die Portionsgröße das Signal zur Sättigung geben.

Fazit: Es klingt komplizierter, als es ist. Manchmal helfen kleine Tricks wie die Reduzierung der Portionsgröße. Mireille Guiliano, die Autorin des Buchs *Warum französische Frauen nicht dick werden,* legt zum Beispiel einfach Messer und Gabel weg, sobald sie keinen Hunger mehr verspürt. Bei ihr funktioniert es.

DIE FEINEN UNTERSCHIEDE

Warum die Nase der Kamin
des Menschen ist

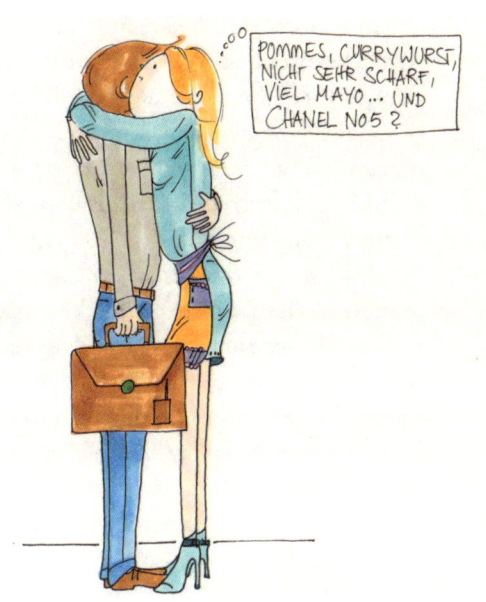

Hören, sehen, riechen, schmecken, tasten – auf welchen Ihrer Sinne würden Sie am ehesten verzichten? Diese Frage stellte das Magazin *The Escapist* seinen Lesern 2011 in einer Onlineumfrage. Insgesamt antworteten 539 Personen, von denen 10 auf das Sehen verzichten würden, 15 auf das Hören, 34 auf das Tasten, 123 auf das Schmecken und 357 auf das Riechen.

Der olfaktorische Sinn ist das Stiefkind unter den Sinnen und wird für gewöhnlich dramatisch unterschätzt. Seine Randstellung im Reich der Sinne ist indes nicht neu, im Gegenteil. Bereits Aristoteles blickte herablassend auf das Riechen: »Unser Geruchssinn ist schlechter als der aller anderen Lebewesen und der schwächste unter den menschlichen Sinnen.« Für ihn waren allein das Sehen und Hören »philosophische Sinne« und damit solche, die sich zur Erlangung von Erkenntnis eigneten. Hätte *The Escapist* ihn fragen können, auch er hätte sicher ohne zu zögern auf seinen Geruchssinn verzichtet.

Heute wissen wir: Anstatt der lange Zeit angenommenen 10 000 Gerüche kann der Mensch womöglich mehr als eine Billion Gerüche unterscheiden. Zum Vergleich: Das Gehör erkennt etwa 340 000 unterschiedliche Töne, die Augen unterscheiden bis zu 7,5 Millionen Farben.

In einem Versuch der Rockefeller University New York ließ das Team um den Geruchsforscher Andreas Keller die Probanden feinste Nuancen von Duftspuren erschnüffeln. Aus jeweils drei Proben sollten Teilnehmer diejenige Mixtur identifizieren, die nicht in die Reihe passte. Mehr als der Hälfte aller Teilnehmer gelang das, wenn 75 Prozent der Bestandteile übereinstimmten. Einige unterschieden selbst

Nuancen, wenn die Mixturen zu 90 Prozent übereinstimmten. »Wir haben viel mehr Sensibilität in unserem Geruchssinn, als wir uns selbst zugestehen«, so Keller.

Die Treffsicherheit, mit der die Nase uns durch Gefühls- und Genusswelten navigiert, wird uns oft erst bewusst, wenn wir die Fähigkeit zu riechen temporär verlieren, wie durch einen banalen Schnupfen. Wir reagieren dann nicht nur in sozialen Situationen verunsichert, sondern laufen auch permanent Gefahr, schädliche Stoffe einzuatmen – Brandgeruch, Schimmel, Autoabgase, Haushaltsreiniger. Besonders hart trifft uns der Verlust beim Essen. Wir unterscheiden gerade noch süß von salzig, sauer von bitter und umami. Was aber wäre Genießen ohne Aromen, die wir über die Nase aufnehmen? Orange, Vanille, Zimt, der Duft von frisch gebackenem Brot oder gebratenem Speck? »Ich für meine Person«, notierte der französische Gastrosoph Brillat-Savarin, dessen Klassiker *Physiologie des Geschmacks* (1826) auch eine Ehrerweisung an den Geruchssinn ist, »bin nicht nur überzeugt, dass ohne die Mitwirkung des Geruchs keine vollständige Geschmacksempfindung zustande kommt, ich bin sogar versucht zu glauben, dass Geruch und Geschmack nur einen einzigen Sinn bilden, dessen Labor der Mund und dessen Kamin die Nase ist.«

Was wir üblicherweise Schmecken nennen, ist genau genommen das Riechen von Aromen. Wie aber funktioniert die Wahrnehmung von Aromen im Detail? Duftmoleküle aus der festen oder flüssigen Nahrung gelangen mit dem Luftstrom beim Ausatmen über den hinteren Rachenraum zu der in der Nase befindlichen Riechschleimhaut mit ihren zahlreichen olfaktorischen Rezeptorzellen. Jedes Duft-molekül findet dort nach dem Schlüssel-Schloss-Prinzip einen passenden Rezeptor. Für das Erkennen von Aromen ist also weniger der vordere Weg des Einatmens von Be-deutung, sondern vielmehr der retronasale Weg des Aus-atmens! Wer Aromen möglichst intensiv wahrnehmen möchte, sollte sorgfältig kauen. Erst das Kauen setzt zu-sätzliche Duftmoleküle frei. Zahlreiche Speisen sind aro-matischer, nachdem sie erwärmt wurden. Und letztlich sorgt Schlürfen dafür, dass mehr Luft in den Mund gelangt, mit der sich die Duftmoleküle verbinden können.

Von der Riechschleimhaut gelangen die Geruchsinfor-mationen schließlich in verschiedene Regionen des Ge-hirns, die für die Steuerung von Emotionen, Erinnerungen, Sprache und Verhalten zuständig sind. In Zusammenspiel mit weiteren Sinnesinformationen, dem Sehen, Hören und Tasten, entsteht das, was wir als Geschmack einer Speise be-zeichnen: das Shepherd'sche Gehirn-Geschmacks-System. Der spezialisierte Geruchssinn spielt darin eine Schlüssel-rolle: »Retronasales Riechen ist von sämtlichen Faktoren, aus denen das Gehirn das finale Geschmackserlebnis zu-sammensetzt, der dominanteste«, so der US-amerikanische Hirnforscher.

Ob sie nun auf dem retronasalen oder vorderen Weg in die Nase gelangen – Düfte spielen meistens eine unter-schwellige Rolle, weil wir sie erst ab einer bestimmten Reiz-schwelle überhaupt bewusst wahrnehmen. Unser Verhalten beeinflussen sie trotzdem, denn sie wirken direkt auf das limbische System, das unsere Emotionen steuert. Das Un-ternehmen Dunkin Donuts lässt in öffentlichen Nahverkehrsbussen Südkoreas Kaffeeduft verströmen, sobald die Werbemelodie des Unternehmens erklingt. Verkaufsanalysen ergaben, dass in den Filialen rund um die Busstationen die Umsätze um 29 Prozent in die Höhe schnellten. In Spielcasinos in Las Vegas wurde bereits 1995 mit verschiedenen Düften experimentiert. Das Ergebnis: »Duftende« Spielautomaten erhöhten die Bindung der Spieler, die mehr Geld verzockten als an duftneutralen Automaten.

Riechen lässt sich übrigens trainieren. Menschen, die nichts oder nur sehr wenig riechen, sogenannte Anosmiker, schnuppern dafür über einen längeren Zeitraum morgens und abends an speziellen Aromaölen wie Rose, Gewürznelke, Eukalyptus und Zitrone. Schon nach zwölf Wochen soll der Geruchssinn deutlich profitiert haben. Sowohl Duftsensoren als auch Riechsinneszellen vermehren sich, das Gehirn setzt Umstrukturierungsprozesse in Gang, und die Dufterkennung wird verbessert. Ein regelmäßiges Wechseln der Duftpalette beschleunigt die Regeneration.

Fazit: Wir leben zwar nicht in einem olfaktorischen Zeitalter, doch der einst abgewertete Geruchssinn hat an Ansehen gewonnen. Und da mit steigendem Alter auch die Fähigkeit zu riechen nachlässt, kann man gar nicht früh genug damit beginnen, die Sensibilität seiner Nase zu trainieren.

DER ROMEO-UND-JULIA-EFFEKT

Warum Sie zu Hamsterkäufen neigen

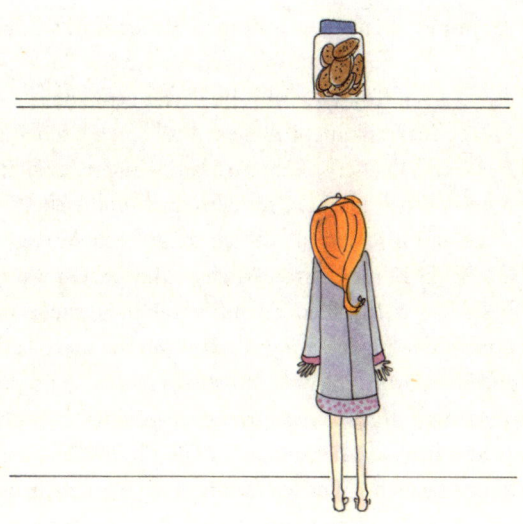

Haben Sie manchmal das Gefühl, dass Ihnen nahestehende Menschen genau das Gegenteil von dem tun, was Sie von ihnen erwarten? Dass sie die Milch absichtlich stehen lassen, den Müll nicht wegräumen, die Musik einen Tick zu laut hören, kein Gemüse essen? Ihr Ärger darüber ist reine Energieverschwendung, denn das renitente Verhalten hat weniger mit Ihnen als Person zu tun, als Sie vielleicht denken. Vielmehr steckt dahinter ein psychologisches Phänomen, das sich Reaktanz nennt. Weil jeder erst einmal selbst entscheiden möchte, was im Augenblick gut oder schlecht für ihn ist, führen Aufforderungen, Einschränkungen oder Verbote unweigerlich zu einem inneren Widerstand. Kurz: Wir protestieren. Weil es Romeo verboten war, Julia zu lieben, fand er sie nur umso begehrenswerter. Reaktanz wird deshalb auch Romeo-und-Julia-Effekt genannt.

Dass Reaktanz nicht nur ein Problem zwischen Paaren, Eltern und Kindern, Lehrern und Schülern, Arbeitgebern und Arbeitnehmern ist, sondern auch politische Interventionen an ihr scheitern können, zeigte sich Anfang 2013 in New York. Bürgermeister Michael Bloomberg war besorgt über den dramatischen Anstieg von Übergewicht und Diabetes in der Bevölkerung, deren Ursache er vor allem im steigenden Konsum von Softdrinks sah. Also überlegte er, wie er die Bürger seiner Stadt dazu bringen könnte, weniger Softdrinks zu konsumieren. Die Idee schien simpel und clever zugleich: Würden weniger große Behältnisse verkauft, verringerte sich automatisch die Portionsmenge, und der Konsum ginge zurück, so Bloombergs Idee. Letztendlich kam es nicht zu einer Umsetzung des geplanten Verbots von XXL-Softdrink-Bechern und -Flaschen. Der Protest von Industrie- und Interessenverbänden war zu massiv, doch auch Verhaltensökonomen wie David Just von der Cornell University befürchteten »ein Rebellieren gegen willkürlich festgesetzte Einschränkungen«. Sein Argument lautete: Anstatt wie beabsichtigt gesundheitsbewusstes Verhalten zu fördern, drohe die Maßnahme genau das Gegenteil zu bewirken, nämlich Hamsterkäufe. Niemand möchte derart offensichtlich bevormundet werden.

Eine unerwartete Reaktion auf eine gut gemeinte Maßnahme traf auch die Initiatoren einer Kampagne für (un-gesüßte) Vollmilch in der Schule. Als sämtliche gesüßten Milchmixgetränke und Trinkjoghurts, die die Kinder üblicherweise bevorzugen, verboten wurden, stiegen die Kinder trotzig auf andere zuckerhaltige Getränke wie Limonade und Eistee um, die sie von zu Hause mitbrachten oder am Kiosk nebenan kauften. Die Vollmilch ließen sie links liegen. Das Nudging-Eis ist gefährlich dünn, da die Verhaltenssteuerung in der Regel nur wirkt, wenn sie die Wahlmöglichkeiten nicht beschneidet oder gar Verbote ausspricht, sondern den Verbraucher lediglich anstupst, die »richtige« Wahl zu treffen.

Sie machen gerade eine »Low-Carb«-Diät? Und ärgern sich, warum Ihnen der Duft von frisch gebackenem Baguette mehr als sonst in der Nase kitzelt? Das ist eine vollkommen natürliche Reaktion. Ihre selbstauferlegte Einschränkung verleitet Sie zu einem Tunnelblick. Sie sehen (und riechen) überall nur noch das Verbotene, das eine ungemeine Attraktivitätssteigerung erfährt.

Wie subtil Reaktanzeffekte wirken, zeigt das Ergebnis des folgenden Experiments: Den Versuchsteilnehmern

wurde ein identischer Müsliriegel entweder als Schokoriegel oder als Gesundheitsriegel angeboten. Die Hälfte der
Teilnehmer durfte frei wählen, welchen von beiden sie probieren wollten, die andere Hälfte bekam den »Gesundheitsriegel« zugeteilt. Wer gezwungen war, den vermeintlich gesunden Riegel zu essen, gab hinterher häufiger an,
Hunger zu haben! Wer frei wählen durfte, fühlte sich satt.
Sind gesundheitsförderliche Maßnahmen unter diesen Umständen überhaupt durchsetzbar? Sind sie, solange sie die
richtigen Anreize bieten.

Jesse Schell, ein Unternehmer und Spieleentwickler, der
psychologische Anreize für Computerspiele erforscht, unterscheidet zwischen »wannas« und »haftas«, also zwischen Wollen und Müssen. »Der Unterschied zwischen
Dingen, die wir tun müssen und tun wollen, ist der Unterschied zwischen Arbeit und Spiel, Sklaverei und Freiheit,
Effizienz und Vergnügen«, erklärte er in einer Rede auf
dem D.I.C.E. Summit 2013, einer Tagung für führende
Köpfe der Computerspielbranche in Las Vegas. Leider seien
viele gut gemeinte Interventionen zum Scheitern verurteilt,
weil sie sich wie »haftas« anfühlen, Dinge, die man tun
muss, im Gegensatz zu Dingen, die man tun will.

Die Kunst sei, so Schell, aus einem »hafta« ein »wanna«
werden zu lassen. Dabei können vor allem soziale Anreize
helfen. Der Wunsch nach Anerkennung ist eines der stärksten Handlungsmotive überhaupt. Menschen, die sich gegenseitig zu einem Verhalten ermutigen, sind der beste Ga-
rant für das Gelingen einer Intervention. Und: Freiwilligkeit.
Eine französische Studie mit 80 Teilnehmern ergab, dass die
Bereitschaft zu handeln doppelt so groß war, wenn die Teil-

nehmer den Hinweis erhielten, es sei ihnen freigestellt, zu akzeptieren oder zu verweigern. Wie der Begründer der Reaktanztheorie Jack W. Brehm bereits 1966 hervorgehoben hatte, übt die Betonung der Freiwilligkeit einen großen Einfluss auf das Zielverhalten aus.

Falls Sie mit alledem trotzdem nicht weiterkommen sollten, hilft es, Begehrlichkeiten zu wecken. Als der französische Pharmazeut Antoine Augustin Parmentier die beim Volk verpönte Kartoffel auf königlichen Feldern anbauen und tagsüber von Soldaten bewachen ließ, schlichen nachts Kartoffeldiebe herbei und klauten das vermeintlich wertvolle Gut. Die Nachricht von der »kostbaren« Kartoffel verbreitete sich in Windeseile, und die Menschen legten heimlich eigene Kartoffeläcker an. Von der Zarin Katharina der Großen ist überliefert, dass sie die Äcker gar einzäunen und den Diebstahl der Knolle unter Strafe stellen ließ. Ihr Volk fand selbstverständlich Mittel und Wege, an die Knolle zu gelangen.

Fazit: Verbote erhöhen die Attraktivität, nicht nur bei Romeo und Julia.

BUSINESS-LUNCH

Wie Sie bei einem Geschäftsessen
punkten

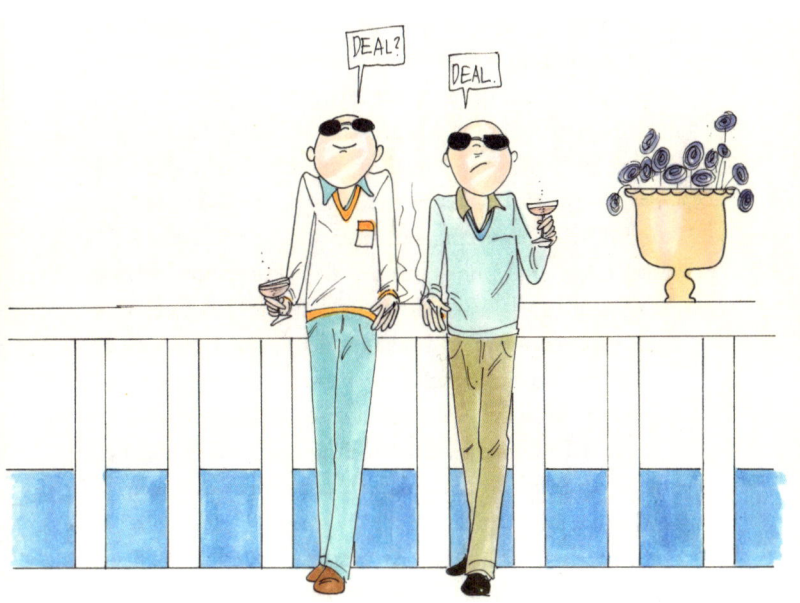

Es gab einmal eine Zeit, da war es üblich, für einen Business-Lunch mehrere Stunden einzuplanen oder sich gleich den kompletten Nachmittag terminfrei zu halten. Man aß mit Lust, trank (Martini, auf alle Fälle Alkohol), rauchte (Zigarre) und genoss. Eine abzuarbeitende Agenda, die das zielorientierte Gespräch nach vorne trieb, existierte nicht. Vor dem Dessert war Geschäftliches ohnehin tabu. So war das einst, in den sechziger und siebziger Jahren – eine Zeit, an die sich der Schweizer Unternehmer Philippe Stern, ehemaliger Präsident der Genfer Luxusuhrenmanufaktur Patek Philippe, einmal in einem nostalgischen Interview erinnerte: »Man drückte seine Wertschätzung des Kunden aus, indem man ihn ins beste Restaurant der Stadt führte. Gewöhnlich diskutierte man am Morgen die Geschäfte, und mittags ging man ausgiebig essen, vielleicht bis um halb drei.« Als Sterns Vater noch im Unternehmen aktiv war, lud er manchmal Kunden nach Hause ein. Nachdem der Aperitif im Garten eingenommen war und das Mahl verzehrt, stand eine Bootsfahrt auf dem Programm. »Unser Firmensitz lag damals mitten in der Stadt am See, Vater hatte seinen Bootsplatz direkt vor der Firma. Um vier legte er dort jeweils mit den Kunden wieder an. Heute würde man als unseriös gelten, wenn man so etwas täte.«

Im 21. Jahrhundert steht ein Business-Lunch unter dem Diktat der Effizienz und folgt ökonomischen Zwängen. Zu gesellig, zu unbeschwert darf es bei dieser Tischgesellschaft nicht zugehen, denn beim Arbeitsessen sollen zwei Fliegen mit einer Klappe geschlagen werden. Mit der Funktionalisierung des Business-Lunchs ging eine Funktionalisierung des Essens einher. Nicht dem Appetit folgt die Bestellung, sondern der Praktikabilität beim Verzehren – in dieser Hinsicht ist sich die Management-Ratgeberliteratur einig. Konkret bedeutet das: Bestellen Sie kein Gericht, dessen Namen Sie nicht fehlerfrei aussprechen können. Verzichten Sie auf Speisen, die Ihre Aufmerksamkeit stark beanspruchen, sich leicht zwischen den Zähnen festsetzen oder zum Schlürfen zwingen. Entscheiden Sie sich für gegrillten Fisch, gegrilltes Fleisch oder Salat (nicht den kleinsten, das wirkt, als wäre man ein *picky eater*). Sollten Sie im Ausland geschäftlich essen gehen, probieren Sie, was Ihnen serviert wird, selbst wenn Sie nicht die geringste Ahnung haben, was vor Ihnen auf dem Teller liegt. Kurz: Je unkomplizierter Sie sind, desto besser.

Manche finden ohnehin, Lunch sei für Loser, oder, wie es der Finanzhai Gordon Gekko im legendären ersten *Wall Street*-Film 1987 formulierte: »Lunch is for wimps« (für Weicheier). Eine Ausnahme bildet das »Power lunching«. Im gleichnamigen Buch, das ebenfalls in den achtziger Jahren erschien, erklären die Autoren, dass sich ein Business-Lunch zu einem Power-Lunch in etwa so verhalte wie ein Blitzlicht zu einem Laserstrahl. Ein Power-Lunch sei ernsthafter, konzentrierter, kraftvoller. Doch nicht nur das Geschäftsessen, das Mittagessen an sich hat einen herben Bedeutungsverlust erlitten. Als vorbildlich gelten in den Augen vieler Führungskräfte Mitarbeiter, die ihr Mittagessen – am besten Rohkost, Salat, mit Humus bestrichene Vollkornbrote, Quinoa – vor ihrem Computer einnehmen. Multitasking statt Kontemplation.

Dass ausgerechnet in einer Wissensgesellschaft kluges Essverhalten so sträflich vernachlässigt, ja vom Gefühl des

Gehetztseins verdrängt wird, ist erstaunlich. Als ein Reporter den mexikanischen Regisseur Alejandro Gonzáles Iñárritu einmal fragte, was nach seinem Umzug in die USA der größte Kulturschock für ihn gewesen sei, antwortete Iñárritu: »Dass die Menschen von Plastikgeschirr essen. Dass sie sich mittags den Lunch in diesen Kunststoffboxen kommen lassen und sich nicht die Zeit nehmen, das Büro zu verlassen, um in einem richtigen Restaurant mit richtigem Geschirr zu essen.« Er vermisse, was man in Mexiko *sobremesa* nenne. Die Zeit, die man nach dem Essen noch in Ruhe am Tisch verbringe, mit einem Glas Wein, einer Zigarette, einem Gespräch. »In Amerika kommt die Rechnung, und das war's. Ich kann mich einfach nicht daran gewöhnen.«

Schon der gesunde Menschenverstand sagt einem, dass eine Arbeitspause (mindestens dreißig Minuten) nicht der Produktivität schadet, sondern ihr auf die Sprünge hilft. Dass eine Stunde ohne nervige Kollegen großes Erholungspotenzial hat. Etliche Studien zeigen, wie wichtig für die Entspannung und die Kreativität Arbeitsauszeiten sind – allein oder mit angenehmen Kollegen und möglichst verbunden mit einem kurzen Spaziergang. Nicht jeder hat ja den Genfer See für eine Bootsfahrt vor der Tür.

Fazit: Lunch is for winners.

VON MACHOS UND MAYO-TYPEN

Was ein Hamburger mit der weiblichen
Brust zu tun hat

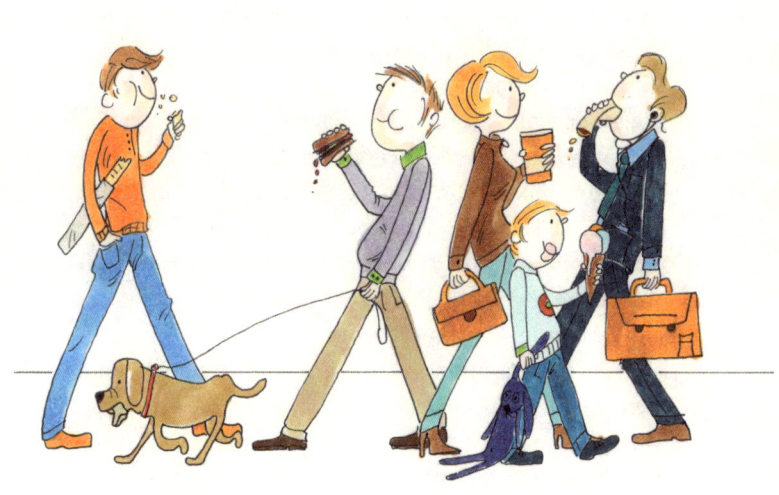

Eine alltägliche Szene, die sich überall abspielen könnte: Ein Mann mittleren Alters im Anzug sitzt in einem vollbesetzten Bus und isst ein mit Schinken, Käse und Tomaten belegtes Sandwich. Immer wenn er kräftig hineinbeißt, quillt an den Seiten Mayonnaise heraus, weshalb er sich hin und wieder ungeniert die Hände ableckt, als wäre das die normalste Sache der Welt. Der Mann ohne Manieren könnte genauso gut eine Frau ohne Manieren sein – wohin man blickt, überall wird gegessen, geschlürft, geschmatzt, getrunken, im Gehen, im Stehen an der Pommesbude, in der Bahn, beim Einkaufen, auf dem Fahrrad. Ungezwungen stillen wir unseren Hunger oder Appetit, als sei überall McDonald's. Auf Tischmanieren zu pfeifen und in einem Fast-Food-Laden Burger aus fettdurchtränkten Pappschachteln zu verschlingen galt für Jugendliche mal als Abgrenzungsmöglichkeit von der Erwachsenenwelt, bis nach und nach sämtliche Altersklassen großen Gefallen an der Fast-Food- und Snack-Kultur fanden. Ausgehen bedeutet heute, irgendetwas zu essen. Das eine ist ohne das andere kaum mehr denkbar. Ein Date ist kein richtiges Date, wird nicht ordentlich aufgetischt. Ein Kinobesuch, so der Ethnograph Phillip Vannini, sei ohne Popcorn kein richtiges Kinoerlebnis. Ein Tag am Strand ohne Eis – mitnichten ein Sommererlebnis. Und zu einem Picknick gehöre unbedingt Wassermelone. Wir sind zu Nebenbei-Essern geworden. Jedoch: Man ist nicht nur, was man isst, sondern auch wie man isst.

Der Schweizer Kulturwissenschaftler Walter Leimgruber sieht, leicht kulturpessimistisch, den zivilisatorisch so wichtigen Disziplinierungsprozess durch den Gebrauch von Besteck nicht nur zu einem Ende gekommen, sondern sich gar umkehren. »Wie anders«, fragt er, »ist zu erklären, dass alle Elias'schen Regeln, die Tischmanieren, das Essen mit Messer und Gabel, zunehmend verschwinden und unregulierter Nahrungsaufnahme an allen möglichen Orten Platz machen? Häufig wird nicht mehr bewusst wahrgenommen, wie etwas riecht oder schmeckt. Die Ketchup- und Mayo-Typen, die alles mit Sauce übergießen, sind die Folge von Nahrungsmitteln, die nach nichts schmecken.« Wohin das unkonzentrierte Verzehren führt (und, siehe insbesondere Amerika, längst geführt hat): zu übermäßigem Konsum und fülligen Körpern.

Die To-go-Kultur ist jedoch keine Erfindung der Moderne, auch im antiken Griechenland und in Rom aß man zwischendurch Snacks wie Bratfisch, gesalzene Erbsen oder Brote, doch erst die Industrialisierung legte den Grundstein für die heutige Imbisskultur. Rund um die Fabriken und Arbeitersiedlungen entstanden in England Tausende Fish-&-Chips-Buden, Deutschlands Würstchenbuden indes etablierten sich erst nach dem Ende des Zweiten Weltkriegs. Die sechziger Jahre schließlich läuteten endgültig den Siegeszug des Fast Food ein, erst kam Kentucky Fried Chicken, dann McDonald's, es folgte Pizza Hut und so weiter. Besonders unsere Burger-Lust scheint ungebrochen, wobei der Trend seit längerem zum qualitativ hochwertigen, abenteuerlich gestapelten »Edel«-Burger geht. Im Gegensatz zu den großen Ketten, die nach wie vor 08/15-Burger verkaufen, wird der »Edel«-Burger durch Ziegenkäse, Avocado, Kimchi oder karamellisierte Zwiebeln in eine Art Delikatesse verwandelt und in schicken Burger-Läden serviert. In Groß-

städten eröffnet ein Laden nach dem nächsten. Der Lebens-
mittelchemiker und Sachbuchautor Udo Pollmer hat für
unsere Burger-Begeisterung eine bestechende Erklärung parat: »Wir greifen es mit den Händen und beißen in etwas
Weiches, beinahe Körperwarmes. Der ideale Hamburger ist
nicht heiß, sondern warm wie Muttermilch und als Erinnerung ans Säuglingsalter weich wie Babykost. Das umhül-
lende Brötchen ist nicht knusprig, sondern flauschig und
anschmiegsam. Aufgestreute Sesamkörner geben dem Gaumen einen leichten Kick. Sie vermitteln den Gaumenkitzel,
der beim Säugling den Saugreflex auslöst.« Jedenfalls wuchs
das Angebot an Fast Food kontinuierlich, die kulinarische
Bandbreite tat es auch. Heutzutage zählt selbst Sushi zu
Fast Food, auch wenn man rohen Fisch niemals als solches
etikettieren würde.

Fazit: Fast Food ist zwar so weit verbreitet wie nie zuvor. Trotzdem werden wir deshalb nicht gleich alle zu
»Ketchup- und Mayo-Typen«. Denn in dem Maße, in dem
Ernährungs- und Genussfragen weiter an Bedeutung gewinnen, verliert zumindest der labbrige Burger an Attraktivität – Saugreflex hin oder her.

EIN HOCH AUF DIE HAPTIK

Was Sie gewinnen,
wenn Sie experimentierfreudig sind

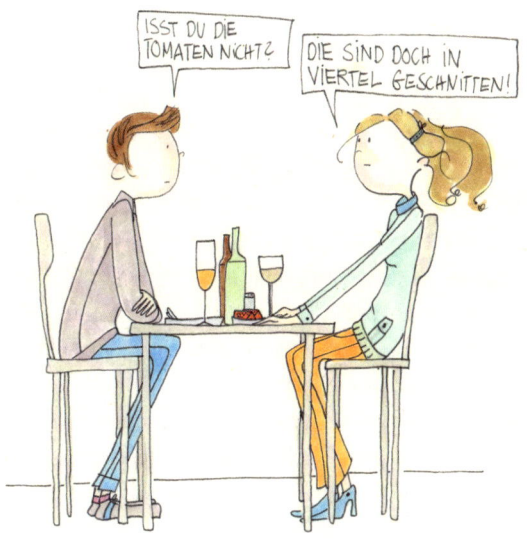

Die Kantine eines großen Softwareherstellers bietet an mehreren Tagen der Woche Möhrensalat, in Scheiben geschnitten, an. So schmeckt der Salat nicht, findet ein Gast, der die Möhren am liebsten sehr fein geraspelt hätte. Als er das Küchenteam mit seinem Vorschlag konfrontiert, erntet er genervtes Kopfschütteln: »Geht nicht, ist zu teuer!« Hätte der Gast an dieser Stelle insistiert und die Bedeutung der Haptik für den Genuss ins Spiel gebracht, er wäre wohl trotzdem gescheitert – leider.

Wie sich eine Speise in unserem Mund anfühlt, nimmt Einfluss auf unser Urteil. Cornflakes, die anstatt zu knuspern weich wie ein Paar Socken sind? Ein Bier, das nicht schäumt, und Mineralwasser, das nicht prickelt? Lauwarme Erbsensuppe? Widerlich! Ist das Mundgefühl perfekt, sind wir begeistert. Denken Sie an den luftigen Schaum einer Mousse au Chocolat, an die feinen Vibrationen eines perlenden Mineralwassers oder an ein Stück Fleisch, das wie warme Butter auf der Zunge zergeht. Umso erstaunlicher ist, dass das Mundgefühl so vernachlässigt wird, gieren wir doch geradezu nach haptischer Stimulation.

Der Tastsinn ist, noch weit vor dem Hör- und Sehsinn, erster Sinn des sich entwickelnden Fötus. Er bildet eine neuronale Basismatrix, die die Grundlage für alle anderen Sinne schafft. Freie Nervenendungen in den oberen Hautschichten registrieren Wärme, Kälte, Klebrigkeit oder die Konsistenz von Nahrung, wenn Lippen, Zunge oder Finger sie berühren. Wir reagieren äußerst empfindlich, wenn uns Speisen enttäuschen, und regelrecht euphorisch, wenn sie unsere Geschmackserwartung übertreffen. Doch wer sagt schon »Es fühlt sich gut an im Mund«? Meistens kommt uns nur ein »schmeckt gut« über die Lippen. Vom Mundgefühl nehmen wir oft erst Notiz, wenn es von unseren Vorstellungen abweicht oder unangenehm ist, weil wir uns die Zunge verbrannt haben oder die Möhrenscheiben zu sperrig zum Verschlingen sind. Dabei gibt es für die Haptik im Mund etliche Wörter wie seidig, weich, zäh, klebrig, knusprig, schleimig, glitschig, adstringierend, metallisch, prickelnd, heiß, lauwarm, kalt, körnig, feinkörnig, knackig, schmelzend, feurig, luftig usw.

Spitzenköche wie Ferran Adriá oder Heston Blumenthal spielen raffiniert mit den Erwartungen ihrer Gäste, indem sie das Mundgefühl stimulieren. Blumenthal serviert beispielsweise einen »hot & iced tea« in einem Glas, das sich auf der einen Seite kalt und auf der anderen Seite warm anfühlt. Der Gast, der es mit beiden Händen umfasst, ist verwirrt: Trinkt er nun einen Ice Tea oder heißen Tee? Adriá füllte einst in seinem mittlerweile geschlossenen Restaurant El Bulli Grappa-Gläser mit grüner Flüssigkeit. Wer den Kopf wie vom Kellner empfohlen in den Nacken legte und trank, erlebte eine erstaunliche Verwandlung von heißer Erbsensuppe in warme und schließlich kalte. Im Abgang blieb ein kräftiger Minzgeschmack auf der Zunge. Adriá veränderte die vertraute Form, Konsistenz und Temperatur von Speisen. Couscous entpuppte sich bei ihm als Blumenkohl, in stecknadelkopfgroße Röschen zerteilt. Spaghetti alla Carbonara kamen als durchsichtiges Häufchen hellbrauner Gelatinestreifen auf den Tisch, garniert mit Parmesan und Schinkenwürfeln, umgeben von Eiersauce und beträufelt mit Trüffelöl. Im Mund zerfließt das Hühnerbrühengelee und bildet mit dem Trüffelöl das typische Räucheraroma.

Bis zu zwei Millionen Reservierungsanfragen brachte das dem El Bulli zuletzt jährlich ein.

Experimente mit Mundgefühl wurden aber schon früher angestellt. Blicken wir an dieser Stelle nur einmal beinahe hundert Jahre zurück, und zwar nach Italien, genauer gesagt nach Turin, wo in der »Taverne zum Heiligen Gaumen« unter der Federführung des Futuristen Filippo Tommaso Marinetti eine Revolution stattfand. Speisen wie »Seelachs im Sonnenlicht mit Marssauce« oder »exaltiertes Schwein« sollten sämtliche Sinne stimulieren. Auf der »taktilen Dinnerparty« wiederfuhr dem Gast Folgendes: Zunächst wählte er eine Art Hausanzug, an dessen Oberfläche verschiedene Materialien befestigt waren, beispielsweise Kork, Sandpapier, Fell, Metallplättchen, Seide oder Samt. Als Nächstes trat er gemeinsam mit anderen in einen vollständig dunklen Raum, wo sich nach eingehendem Betasten Tischpaare fanden, die dann in den beleuchteten Gastraum und zu ihrem Platz geführt wurden. Während die rechte Hand Oliven, Fenchelherzen oder Kumquats zum Mund führte, streichelte die linke das Sandpapier des Gegenübers. Dem »taktilen Gemüsegarten« näherten sich die Gäste so: »Man plaziere eine große Platte mit einer reichen Auswahl an rohem und gekochtem Gemüse ohne Dressing vor jedem Gast. Ohne Hilfe der Hände tauche der Gast sein Gesicht in das Gemüse, wo er inspiriert von den Aromen und Texturen auf Lippen und Wangen den wahren Geschmack erfährt. Jedes Mal, wenn der Speisende sein Gesicht aus der Platte nimmt und kaut, wird dessen Gesicht von dem bereitstehenden Kellner mit Lavendelduft parfümiert.«

Nichts hasste der Avantgardist Marinetti übrigens so sehr

wie weichgekochte Nudeln. Am liebsten hätte er sie gleich ganz abgeschafft und durch von »Volumen und Gewicht« befreite Speisen ersetzt. Besteck? Kam bei ihm nicht auf den Tisch. Das Essen wurde sich regelrecht einverleibt. Seine »Zauberspeise« servierte er in Näpfen, deren Außenseite raue Stoffe umspannten. In ihnen lagen Kugeln aus gebranntem Zucker, die gefüllt waren mit kandierten Früchten oder Knoblauch, Bananenbrei, Schokolade, Pfeffer oder rohem Fleisch.

Dagegen sind die Möhren in Scheiben aus der Kantine das Seepferdchen unter den haptischen Freischwimmerzeugnissen.

DIE FARBE DES GESCHMACKS

Warum es beim Essen
kein blindes Vertrauen gibt

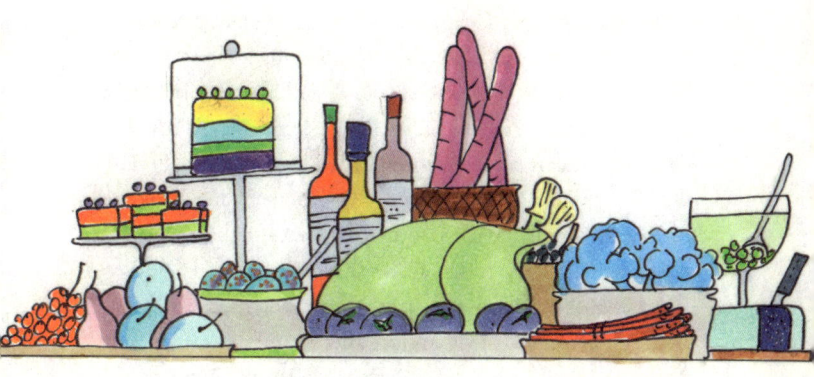

Alfred Hitchcock, berühmt für seinen makabren Humor, lud 1964 ein paar Gäste zu einer Weihnachtsfeier zu sich nach Hause ein, unter ihnen auch Cary Grant und Dyan Cannon. Sei auf alles gefasst, warnte Cary Grant seine vierte Frau, als sie in die Straße zu Hitchcocks Anwesen in Bel Air, einem Stadtteil von Los Angeles, einbogen. Hitchcock werde nicht umsonst der Meister des Unerwarteten genannt. Der Regisseur begrüßte die beiden mit einem Tablett mit Windex Blue Martinis und den Worten: »Ich hoffe, du vergibst mir, Cary, das LSD ist uns gerade ausgegangen. Ich hoffe, ein Martini genügt. Ich habe sie so zubereitet, dass du einen Drink nehmen und gleichzeitig Farben sehen kannst.« So jedenfalls erinnert Dyan Cannon die Szene in ihrem Buch *Dear Cary. My life with Cary Grant.*

Als sie und Cary Grant später am Tisch Platz genommen hatten, brachten zwei Butler »große, abgedeckte Platten. Hitch gab ihnen ein Zeichen, und sie lüfteten die Deckel und enthüllten große Stücke Prime Rib. Das Rindfleisch roch wunderbar, aber es sah furchtbar aus. Es war blau. Helles Türkisblau. Dann kamen die Beilagen: blauer Brokkoli, blaue Kartoffeln, blaue Brötchen. ›Glaubst du, man kann das essen?‹, flüsterte ich Cary zu. ›Die Farbe mag abstoßend sein, aber ich bin sicher, es ist ausgezeichnet.‹« Nachts mussten er und Dyan Cannon allerdings fortwährend die Toilette aufsuchen; so oft, dass sie bis zum Morgen mit ihren Wanderungen eine Furche im Teppich hinterlassen hatten.

Ob die Qualität des Fleisches tatsächlich mangelhaft war oder die bloße Erinnerung an dessen blaue Farbe die

Magenprobleme verursacht hat, ist nicht bekannt. Fest steht: Vor Lebensmitteln, die eine »falsche« Farbe haben, schrecken wir instinktiv zurück. Bereits 1936 erschien die erste wissenschaftliche Studie eines Chemikers namens H.C. Moir, die zeigte, dass die Veränderung der Farbe zu einer sensorischen Dominanz führen kann, weil wir über den Sehsinn die allermeisten Sinneseindrücke wahrnehmen. Moir hatte seinen Mitarbeitern Gelee in verschiedenen Farben zum Probieren gegeben und festgestellt, dass sie die Farbe, die sie sahen, auch schmeckten. Sie vertrauten ihren Augen und damit jenen durch die Farben ausgelösten Assoziationen mehr als den Geschmacksknospen ihrer Zunge. Laut Kathrin Ohla, die als Psychologin am Deutschen Institut für Ernährungsforschung in Potsdam-Rehbrücke arbeitet, ist die optische Wahrnehmung beim Schmecken besonders stark ausgeprägt. Und zwar, »weil der reine Geschmackseindruck zu wenig objektbezogen ist. Wenn ich etwas Süßes oder Saures schmecke, weiß ich noch nicht, was es ist.«

Auch der Psychologe Karl Duncker beschäftigte sich mit dem Farbphänomen. 1939 leitete er eine Studie, in der ein soeben auf dem amerikanischen Markt eingeführtes Produkt getestet und bewertet werden sollte: weiße Schokolade. Die Probanden, die die weiße Schokolade beim Verzehr sehen durften, beschrieben sie im Vergleich zu dunkler Schokolade als milchiger und weniger geschmacksintensiv. Zahlreiche Studien haben seither eindrucksvoll gezeigt, wie stark die visuelle Wahrnehmung unseren Geschmack beeinflusst und manipuliert. Ende der achtziger Jahre wurde ein Versuch durchgeführt, bei dem die Probanden Vanillepudding kosteten, der die Farbe von Schokoladenpudding hatte. Kein einziger Versuchsteilnehmer erkannte den Vanillegeschmack. Zu den bekanntesten Experimenten gehören jene mit Wein, bei denen selbst ausgewiesene Weinkenner regelmäßig scheitern und rot eingefärbten Weißwein als Rotwein identifizieren.

Unter Marktbedingungen sind Farbexperimente trotz aufwendiger Werbekampagnen extrem risikoreich. Coca-Cola bekam das schmerzlich zu spüren. Als das Unternehmen 1993, ein Jahr nach einem ähnlichen Versuch von Pepsi (»Chrystal«), eine farblose, zuckerfreie, wie Zitronenlimonade aussehende Cola namens Tab Clear in Amerika, Australien und Großbritannien auf den Markt brachte, quittierten die Verbraucher das Fehlen der charakteristischen Farbe mit einer Ablehnung des Getränks, das phänomenal floppte. Sie erkannten *ihre* Cola nicht wieder. Coca-Cola hatte es mit der sensorischen Inkongruenz übertrieben. Nur ein Jahr später war das Getränk wieder aus den Verkaufsregalen verschwunden.

Dass die Lebensmittelindustrie versucht, die Verbraucher durch den Einsatz von Farbe zu beeinflussen, indem sie beispielsweise synthetisches Beta-Carotin verwendet, ist weit verbreitet. Nehmen wir die Margarine: Deren Farbe tendiert eigentlich stark Richtung weiß, und der Geschmack ist öliger als der gelber Butter. Beta-Carotin nähert die Margarine optisch der Butter an. Sie erscheint uns gelber und cremiger, als sie in Wahrheit ist. Die »Margarine-Frage« reicht erstaunlich weit zurück. 1895 hielt C. Petersen unter jenem Titel ein Referat auf der Generalversammlung des Deutschen Milchwirtschaftlichen Vereins in Berlin, in dem er auch auf die Farbe der Margarine zu sprechen kam: »Man wird aber doch die Frage aufwerfen müssen, weshalb wird denn trotzdem die Margarine butterähnlich gefärbt, und darauf wird die Antwort nur lauten können: weil man dadurch glaubt, die Vorstellung zu befördern, dass man Butter genieße.« Die Färbung, so Petersen, möge man sie zwar auch als harmlos hinstellen, habe »immerhin nur den Zweck der Täuschung«. Diese Täuschung nennt die moderne Konsumentenpsychologie Produkt-Erleben.

Das Spiel mit sensorischer Inkongruenz indes ist unter Spitzengastronomen beliebt, doch auch sie bewegen sich auf einem schmalen Grat. Geht es gut, ist der Gast begeistert und speichert das Erlebnis als außergewöhnliche Geschmackserfahrung ab. Geht es schief, kommt er nicht wieder. Vor Fleisch à la Hitchcock dürften allerdings selbst die mutigsten Gastronomen zurückschrecken.

Fazit: Übertreiben Sie die Farbenspielerei nicht – es sei denn, Sie wollen jemandem eine unruhige Nacht bescheren.

EIN TELLER KUNST

Warum Sie für einen »Kandinsky-Salat«
einen überhöhten Preis bezahlen

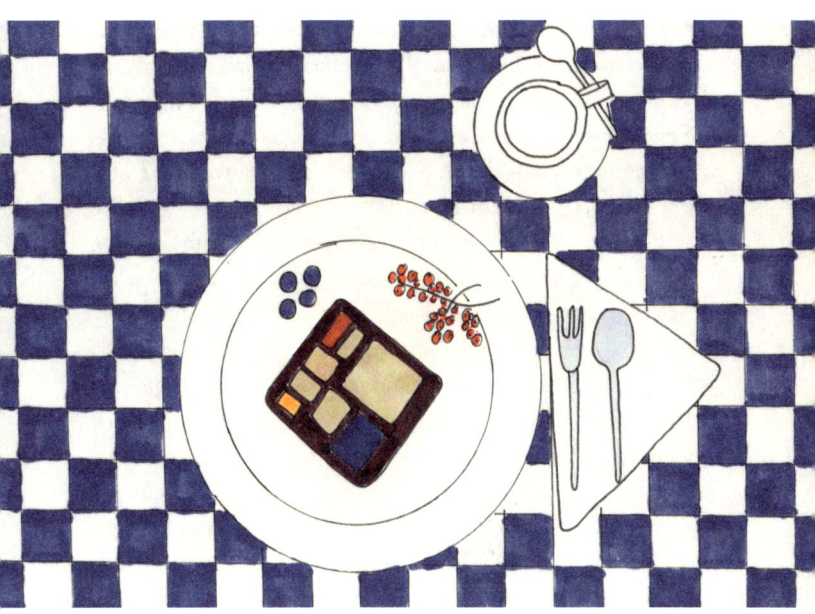

Im New Yorker Museum of Modern Art hängt Wassily Kandinskys Werk »Painting No 201«, das Teil seines berühmten Bildquartetts ist. In das abstrakte, farbintensive Gemälde kann man je nach Stimmungs- und Bedürfnislage alles Mögliche hineininterpretieren, und so sah ein Kunstwissenschaftler in Kandinskys Zyklus die vier Jahreszeiten beschrieben, während andere glaubten, Kandinsky habe beim Malen vermutlich eine Landschaft im Kopf gehabt. Charles Michel vom Oxford Crossmodal Research Lab erkannte nichts dergleichen: Er entdeckte einen Salat inklusive einem prominent plazierten Pilz in der unteren rechten Ecke. Der »Kandinsky-Salat« war geboren. Inspiriert von den von ihm so künstlerisch inszenierten Speisen, machte sich Michel in der Folge daran zu untersuchen, wie unsere Erwartungen, unser Geschmack und vor allem unsere Investitionsbereitschaft davon beeinflusst werden, wie das Essen auf dem Teller arrangiert wird.

Für ihren Versuch teilten Michel und sein Team die Probanden in drei Gruppen auf. Jeder Gruppe wurde derselbe Salat serviert – nur die Präsentation variierte. Bei der ersten Gruppe lagen die Zutaten, unter anderem Pilze, Brokkoli, Sprossen, einzeln nebeneinander. Die zweite Gruppe bekam den Salat als zusammengeklatschten Haufen gesundes Zeug gereicht, und der dritten Gruppe wurde ein kunstvoll drapierter Salat vorgesetzt. Dass ein Werk von Kandinsky als optische Vorlage gedient hatte, wusste die dritte Gruppe nicht. Das Ergebnis: Der »Kandinsky-Salat« gewann das Rennen eindeutig. Die Versuchsteilnehmer bewerteten seinen Geschmack am besten und waren sogar bereit, doppelt so viel dafür zu bezahlen – und das, bevor und nachdem sie den Salat gekostet hatten. »Restaurantbesucher verknüpfen intuitiv einen ›künstlerischen Wert‹ mit dem Essen, sie empfinden es als vielschichtiger und mögen es mehr, wenn die einzelnen Elemente so arrangiert worden sind, dass sie wie ein abstraktes Gemälde aussehen«, so Michel.

»Das Auge isst mit« – diese Binsenweisheit kann man offenbar gar nicht oft genug wiederholen. In den Top-Restaurants jedenfalls findet in Sachen Raffinesse und Kreativität eine Art inoffizieller Überbietungswettkampf unter Spitzengastronomen statt. Die besten Köche schaffen Kunstwerke für den Augenblick. Eine der ersten Adressen ist das NOMA in Kopenhagen, wo ein Mehrgangmenü umgerechnet mehrere Hundert Euro kostet. Manches Gericht würde sich auch als Miniinstallation prächtig im Museum machen, wie jene in einer Tonschale servierte Mooslandschaft mit knusprigen Flechten, die wie Schwämme aussehen und in Crème fraîche gedippt werden.

Ob Kochen Kunst ist und, wenn ja, inwiefern, ist umstritten – und ein anderes Thema. Dass Gastronomen beim Präsentieren von Speisen künstlerisch Hand anlegen, damit der Gast in den Bann gezogen wird und gar nicht mehr weiß, ob er jetzt schauen oder essen soll, hat eine lange Tradition. Setzt man heute auf Reduktion und Klarheit, zählte einst Opulenz. Im 1642 in einem Nürnberger Verlag erschienen *Trincir-Buch* heißt es: »Schauessen werden solche Gerichte genannt, welche von Menschenhänden gemacht, lieblich anzuschauen und auch können genossen werden. Sie belustigen erstlich die Augen, nachgehends den Mund und werden meistenteils aufgesetzt, wenn man sich mit andren Speisen gesättigt hat.« Diese Schaugerichte, vom Adel betriebene kulinarische Inszenierungen, waren aufgetürmte Dekadenz und dienten primär der Repräsentation. Denn nicht alles, was aufgetischt wurde und nach Essen aussah, war auch essbar.

Was im San Francisco Museum of Modern Art (SF-MOMA) auf Esstischen drapiert wurde, bevor das Museum wegen Renovierungsarbeiten schließen musste, war zwar essbar, sah aber fast zu hübsch dafür aus. Dabei wäre die Verantwortliche für diese kulinarische Kunst, die Konditorin Caitlin Freeman, beinahe Fotografin geworden. Als sie in einer Ausstellung jedoch auf das Gemälde *Cakes* (1963) des amerikanischen Pop-Art-Künstlers Wayne Thiebaud stieß, war es um sie geschehen: Von da an war Caitlin Freeman geradezu besessen von Torten. Für das Blue Bottle Café des SFMOMA schuf sie von Kunstwerken inspirierte Kuchenkreationen. Ihr Meisterstück war der »Mondrian Cake«, ein in geometrische Blöcke unterteilter Samtkuchen, zusammengesetzt aus den Farben Weiß, Blau, Gelb und Rot, umhüllt von einem Schokoladenguss. Das Kunstwerk nachzubacken kostet allerdings sehr viel Zeit. In ihrem Buch *Modern Art Desserts* veranschlagt Caitlin Freeman für den »Mondrian Cake« sechs Stunden intensive Arbeit, verteilt auf zwei Tage, was noch lange nicht heißt, dass der Kuchen am Ende auch wie ein »Mondrian Cake« aussieht und nicht wie ein missratenes Experiment mit Lebensmittelfarben. Deutlich schneller gehen, zumindest laut Buch, das »Warhol Gelée«, der »Ryman Cake«, das »Matisse Parfait« sowie der »Lichtenstein Cake«.

Fazit: In der Kunst nach Präsentationsinspirationen zu suchen kann nur richtig sein – es sei denn, es handelt sich um warmes Essen. Das nämlich schmeckt nicht besser, wenn es während der Verwandlung in ein Kunstwerk kalt geworden ist.

ESSEN GEGEN STRESS

Warum ein Milchshake Sie
ungeheuer beruhigen kann

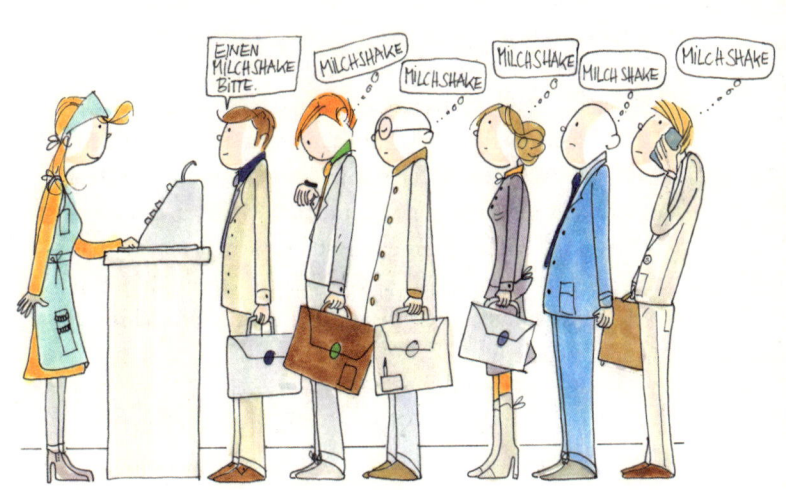

Sie stehen im Stau. Es herrscht drückende Hitze, die Klimaanlage funktioniert nicht, und eine Fliege umkreist hartnäckig Ihren Kopf, während sich die Autos keinen Millimeter vorwärts bewegen. Wie gehen Sie mit solchen Stresssituationen um? Hoffentlich nicht wie Michael Douglas, der in dem Film *Falling Down* zusehends in Rage gerät, bis er irgendwann aus seinem Auto steigt und zornig und bewaffnet durch Los Angeles zieht. Hätte er doch bloß einen Milchshake gehabt.

Der Wirtschaftswissenschaftler und Harvard-Professor Clayton Christensen ermittelte im Auftrag einer Fast-Food-Kette, welche Maßnahmen die Verkäufe von Milchshakes in die Höhe schnellen lassen. Dafür galt es zunächst, die typische Konsumentengruppe ausfindig zu machen, diejenigen also, die normalerweise einen Milchshake kaufen. Vielleicht tippen Sie jetzt auf Kinder, Schwangere oder Jugendliche. Weit gefehlt. Christensen fand heraus, dass die meisten US-Amerikaner ihre Milchshakes vor acht Uhr morgens kaufen. Während die meisten Kinder und Jugendlichen noch zu Hause am Frühstückstisch sitzen dürften, sind die klassischen Milchshake-Käufer schon längst auf Achse. Es sind Pendler, denen eine lange Autofahrt zur Arbeit bevorsteht.

Die nächste Frage, die Christensen stellte, lautete: Welchen Zweck erfüllt eigentlich ein Milchshake? Eine kluge Frage, die die soziale Dimension ins Auge fasst, anstatt sich an Geschmacksüberlegungen festzubeißen. Schließlich ist es ökonomischer Unsinn, zwanzig verschiedene Sorten Milchshake anzubieten, wenn der Kunde gar keine Muße für eine zeitraubende Entscheidung hat. Ein Milchshake soll satt machen, so lange wie möglich dickflüssig bleiben und für Ablenkung sorgen, so lauteten die wiederkehrenden Antworten der Milchshake-Konsumenten. Und: »Mich im Stau beruhigen.« Kurz gesagt: »Die Leute wollen eine Aufgabe, und sei es nur die, auf Fruchtstücken herumzukauen. Wobei die Fruchtstücke nicht etwa dazu gedacht sind, den Milchshake gesünder zu machen, sondern um ein unvorhergesehenes Ereignis zu erzeugen«, so Christensen. Sein Fazit lautet: »Es ist nicht der Milchshake, es ist der Beruf des Konsumenten, der veranlasst, ihn zu kaufen.«

Eine ebenso einfache wie kaum beachtete Tatsache, die einen beträchtlichen psychologischen Beruhigungsfaktor darstellt, ist der Strohhalm. Nicht nur, weil der Strohhalm verhindert, dass Flüssigkeit auf den Anzug oder auf das Kostüm tropft, sondern weil das Saugen besänftigend wirkt. Zum einen verändert es die Konsistenz des Milchshakes im Mund. Dort trifft weniger Flüssigkeit auf größere Mengen Luft. Das Ergebnis: ein angenehm cremiges Gefühl. Die längere Verweildauer im Mund verstärkt außerdem den Geschmack, besonders seine süße Komponente. Das Saugen wird zudem mit Lustempfinden, Beruhigung und Sättigung verknüpft. Es ist eine der ersten Erfahrungen eines Menschen überhaupt, ein angeborener, lebenserhaltender Reflex. An die Stelle des Reflexes tritt im Laufe des Lebens eine Gewohnheit, die mit positiven Gefühlen einhergeht. Genau diese Assoziation wiederum motiviert zum Kauf eines Milchshakes. Gesteuert wird sie von dem Hormon Dopamin. Unser Gehirn schüttet es aus, wenn wir uns auf etwas freuen, weshalb es auch das »Haben-wollen-Hormon« genannt wird.

Könnte den Zweck des Milchshakes auch ein Schoko-croissant erfüllen? Nein. Es ist schnell gegessen, krümelt, verschmiert die Polster, eignet sich nicht, um daran zu saugen, und macht nicht einmal satt. Es erzeugt Stress, anstatt ihn zu lindern. Denn das Pendeln erzeugt nun mal Stress, selbst wenn es den Betroffenen oft nicht bewusst ist. Der Schlaf leidet darunter, das Herz pumpt schneller, die Anspannung steigt, zumal sich nie zuverlässig bestimmen lässt, wann der Zielort erreicht wird. Gar nicht erst zu sprechen von den sozialen Folgen. Eine Forscherin aus Schweden sammelte über einen Zeitraum von zehn Jahren Unmengen an Daten. Die Auswertungen ergaben, dass Pendeln nicht nur die Sterblichkeit erhöht, sondern auch das Risiko für Ehescheidungen: Um sage und schreibe 40 Prozent steigt demnach das Risiko einer Trennung für Paare, von denen mindestens ein Partner länger als fünfundvierzig Minuten zur Arbeit fährt.

Fazit: Bevor Sie wie Michael Douglas, der sich übrigens auf dem Weg zu seiner Exfrau befand, vor lauter Stress irgendwann rotsehen, füllen Sie Ihre Thermoskanne morgens lieber mit selbstgemixtem Milchshake.

DER SIZZLE-EFFEKT

Warum Sie bei einer Bossa-nova-Praline
dahinschmelzen

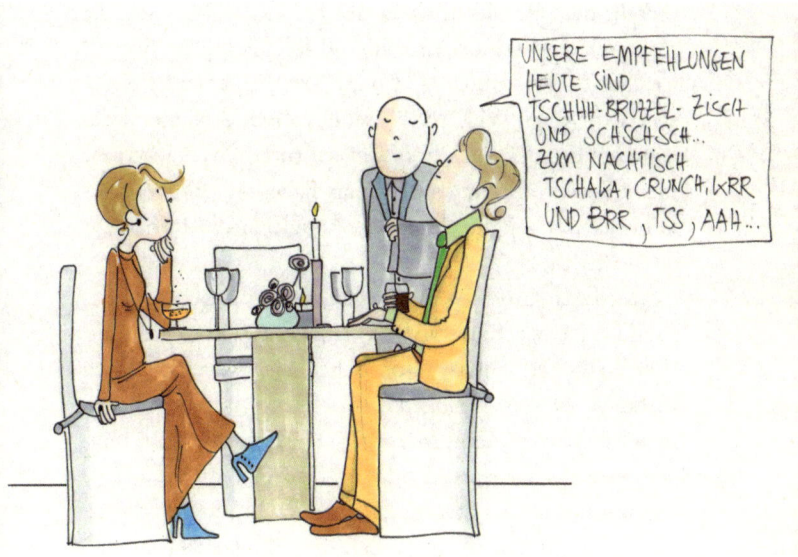

Wer sich in einem Restaurant nach einer Empfehlung erkundigt, bekommt regelmäßig das Gericht des Tages genannt, und sofern dieses Fleisch enthält, unter Lobpreisung der Qualität, die anatomische Herkunftsbezeichnung gleich mit: Hochrippe, Bug, Schaufel, Filet oder Oberschale. Aber wem läuft schon deswegen das Wasser im Mund zusammen? Ginge es nach Elmer Wheeler, der in den dreißiger Jahren des 20. Jahrhunderts ein berühmter Marketing-Guru in New York war, könnte man auf die ellenlangen Erklärungen getrost verzichten und stattdessen direkt auf den Appetit des Kunden zielen. Und das mit einem einzigen Geräusch: dem Bratgeräusch in der Pfanne. »Don't sell the steak, sell the sizzle«, empfiehlt Wheeler in seinem Bestseller *Tested sentences that sell* (1937). Deutlich stimulierender als das Betonen der Qualität sei das Zischen während der Zubereitung des Fleisches: »Das Brutzeln verkauft weit mehr Steaks, als eine Kuh jemals haben kann«, schreibt Wheeler und räumt ein: »… wenngleich die Kuh nicht unwichtig ist.«

Sei es das Knistern eines Feuers, Grillenzirpen oder das Rauschen einer Brandung – Geräusche wirken sich auf unseren Appetit aus, was inzwischen auch wissenschaftlich belegt ist. Der Psychologe Charles Spence spricht von verhaltensbasierten Lernprozessen. Das Gehirn nutze Hinweisreize aus der einen Modalität (Hören), um die andere zu informieren (Schmecken). An welche Lebensmittel denken Sie, wenn Sie auf einer Bergtour Kuhglocken hören? Wahrscheinlich an eine deftige Brotzeit, ein Glas frische Milch – oder an Milka?

Könnten Sie Austern auf einem Hühnerhof verspeisen?

Es wird Sie einiges an Überwindung kosten (selbst dann, wenn Sie Austern lieben). Das Austern-Experiment führte Spence gemeinsam mit dem Sternekoch Heston Blumenthal durch. Dazu nahmen sie frische Austern aus ihrer Schale und legten sie als kleines schleimiges Häuflein in eine Petrischale, die sie den Teilnehmern vorsetzten, während im Hintergrund das Gackern von Hühnern zu hören war. Wie zu erwarten, weigerten sich die Teilnehmer zu probieren, manche ekelten sich regelrecht. Aussehen, Geräusch und Speise passten ganz offensichtlich nicht zueinander. Das Experiment zur crossmodalen Wahrnehmung zeigte, dass Geräusche sowohl zum Verzehr als auch zum Verzicht animieren können.

Akustische Hinweisreize steuern jedoch nicht nur den Appetit, sie beeinflussen auch das Geschmacksempfinden: Spence und Blumenthal servierten den Teilnehmern in einem weiteren Experiment eine Kugel Eiscreme mit der sonderbaren Geschmacksrichtung Rührei und Speck, dazu eine Scheibe geröstetes Brot. Während die Teilnehmer das Eis probierten, waren im Hintergrund entweder Hühnerhofgeräusche oder Bratgeräusche zu hören. Obwohl es sich um exakt die gleiche Eiscreme handelte, schmeckte sie abhängig vom Hintergrundgeräusch (und erst einmal von einem abschließenden Urteil abgesehen) entweder nach Rührei oder nach Schinken. Doch Hintergrundgeräusch hin oder her, es gilt: »Wir können nicht essen oder trinken, ohne von der Umgebung beeinflusst zu werden«, sagt Spence. »Das Gehirn kann es nicht, es selektiert permanent, um die finale Frage zu lösen: Schmeckt es oder nicht?«

Die Besucher einer belgischen Chocolaterie dürften im

Schokoladenhimmel geschwelgt haben, als sie bei dem Chocolatier Dominique Persoone Pralinen probieren durften. Obwohl es sich um dieselbe Schokolade handelte, variierte das Geschmackserlebnis je nach Hintergrundgeräusch. Südamerikanische Bossa-nova-Klänge im Verkaufsraum verstärkten das Süßempfinden. Küchengeräusche minderten es. Die »Bossa-nova-Praline«, die intuitiv vermutlich Assoziationen mit hochwertigen südamerikanischen Kakaobohnen weckte, schmeckte den Testessern offensichtlich besonders gut. Sie waren bereit, bis zu 10 Prozent mehr dafür zu bezahlen.

Fazit: Ob zischendes Bier, brutzelnde Steaks oder knisternde Holzscheite, der Sizzle-Effekt erklärt die Lust am Grillen über offenem Feuer. »Wie ein Blick in den Sternenhimmel mit einem Teleskop«, verglich Wheeler den Sizzle-Effekt, »es macht die Erfahrung um unvergleichliche Entdeckungen reicher.« Er war tatsächlich ein Marketing-Profi.

DIE DOPPELTE GLUTEN-LÜGE

Warum wir immer wieder
auf Ernährungsmythen hereinfallen

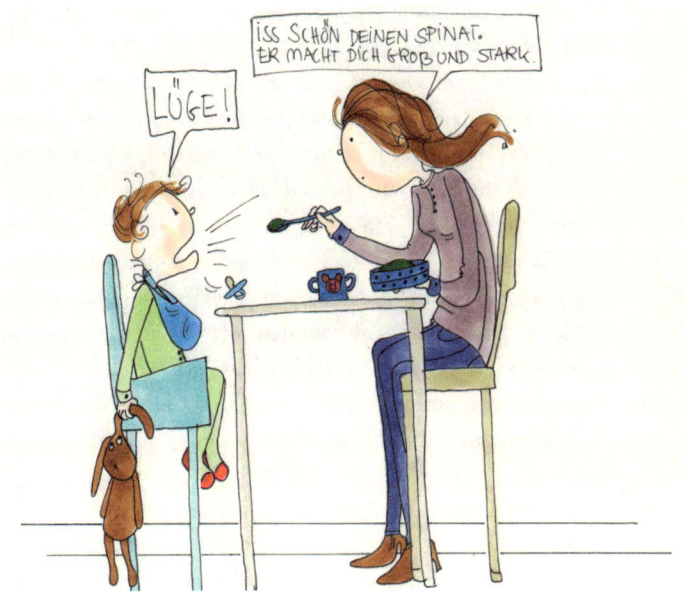

Für seine Late-Night-Show interviewt Jimmy Kimmel regelmäßig Passanten. Dabei stellte er einmal Joggern in einem Park die Frage: »Ernähren Sie sich glutenfrei?« Die Interviewten bejahten mit einer Selbstverständlichkeit, als hätte man sie gefragt, ob sie ihrer Mutter zum Geburtstag gratulieren. Die nächste Frage rief allerdings ratlose Gesichter hervor: »Was ist Gluten?« Eine klare Antwort hatte niemand parat, stattdessen wurde wild spekuliert. Eine Getreideart? Pasta, Pizza, Brot? In einem Punkt waren sich die Befragten einig: Gluten ist schlecht! Irgendjemand hatte empfohlen, es auf keinen Fall zu essen, der Yogalehrer, der Fitness-Coach oder die Freundin, die gerade in ihrem Blog darüber geschrieben hat.

Kein Gluten zu essen bedeutet in vieler Augen: Ich gebe acht auf mich und bringe dafür Opfer, verzichte etwa auf Pizza, Kuchen und Brot. Doch zum Verzicht motiviert mehr als nur Achtsamkeit, Bücher schüren regelrecht Angst mit Titeln wie *Weizenwampe. Warum Weizen dick und krank macht.* Der Autor dieses Buchs, ein amerikanischer Mediziner, warnt, dass uns das Getreide ähnlich in den Klauen halte wie das Heroin den verzweifelten Junkie. Modernes Getreide zersetze das Gehirn, schreibt er und setzt seiner Schreckensbotschaft noch eins drauf: »Gluten kann als stummes Virus bleibende Schäden verursachen, ohne dass wir davon wissen.«

Derart überspitzt formuliert, erinnert die gefühlte Bedrohungslage an die Schreckensszenarien des im Mittelalter gefürchteten Antoniusfeuers, eines Fiebers, das in der Regel tödlich verlief, ausgelöst durch einen Pilz, das sogenannte Mutterkorn – auf Getreide. Wer mutterkornverseuchtes Getreide aß, war stark gefährdet. Gluten führt indes bei nur einem von hundert Menschen zu einer Erkrankung des Dünndarms, die durch Glutenverzicht allerdings heilbar ist, anders als damals das Antoniusfeuer.

Die durchgestrichene Ähre, ein lizenziertes Symbol für Glutenfreiheit, das bei Spezialprodukten für Zöliakiebetroffene extrem sinnvoll ist, wurde zum Milliardengeschäft. Weil es Lebensmittel in den Augen von immer mehr Konsumenten aufwertet, selbst die von Natur aus glutenfreien.

Je nach Perspektive hat inzwischen beinahe jedes Lebensmittel angsteinflößendes Potenzial. Es macht dann entweder garantiert krank, süchtig, dick und, wenn es ganz schlimm kommt, dement. In einen Apfel zu beißen, ohne ihn zu waschen, wie es einst unsere Großeltern getan haben, ist heute für viele undenkbar. Erst kommt das Zaudern, dann der Genuss: Darf ich das Ei eigentlich essen? Ja! Warum? Das Cholesterin brauchen die Zellen zum Wachstum. Ist Fruktose besser als Zucker? Nicht unbedingt, zu viel davon schadet den Zellen und fördert das Entstehen einer Fettleber. Sind gelbe und dunkelrote Karotten genmodifiziert? Karotten haben einen vielfarbigen Ursprung – die heutige Karotte ist eine Züchtung, orange ist sie deshalb, weil sie dem niederländischen Fürsten von Oranien gewidmet wurde. Machen Kartoffeln dick? Das kann man sehen, wie man möchte, sie stehen jedenfalls in sämtlichen »Blue Zones«, dort leben die meisten Hundertjährigen, auf dem Speiseplan. Ist Kaffee gut fürs Herz oder schlecht? Beides, je nach Studie: Die Forscher Jonathan Schoenfeld von der Harvard-Universität und John Ioannidis von der Universität Stanford ließen die Zutaten von zufällig ausgesuchten

Rezepten eines Kochbuches durch die medizinische Such-maschine Pubmed wandern. Für nahezu alle Zutaten, dar-unter Kaffee, Mehl, Butter, Eier, Milch, Zucker, Salz, Oli-ven, Käse, Rindfleisch und Wein, ließen sich Pro- und Contra-Studien finden. Jeder, der möchte, kann seine These wissenschaftlich »beweisen« und es in seiner Gerüchte-küche weiter brodeln lassen.

Dass sich sogenanntes »Super-Food«, wie Açai- und Goji-Beeren oder Chia-Samen, hervorragend verkauft, ist kein Wunder, beschwört es doch »nachweislich« Heil-kräfte herauf. Die Produktbeschreibungen von Super-Food lesen sich wie die Abschlussarbeiten einer Schreibwerkstatt: Zunächst existierte in einem entlegenen Erdteil einst ein Volk, das als ausgesprochen kräftig und langlebig galt. Zu-fällig entdeckte jemand das Geheimnis dahinter: ein Sa-menkorn. Er aß das Korn und wurde von einer Krankheit geheilt, woraufhin er eine Initiative für regionale Bauern gründete, an die zehn Cent des absurd hohen Verkaufsprei-ses fließen. Dass auch Super-Food industriell angebaut und oft mit Pestiziden behandelt wird oder zur Abtötung von Insekten vor dem Transport bestrahlt, ist schwer vorstellbar, aber wahr. Der heimische Leinsamen ist ebenfalls reich an Omega-3-Fettsäuren, und die Brombeere am Wegesrand ist vermutlich gesünder als die Plantagenzüchtung aus Peru.

Gluten ist übrigens eine Mixtur von Eiweißen der Pro-lamin- und Glutelin-Gruppen. Im Falle von Weizen sind dies Gliadin und Glutenin. Erst wenn sie nass werden und sich verbinden, entsteht Gluten. Bereits ein achtel Gramm in Weizen genügt, um Beschwerden hervorzurufen, voraus-gesetzt, man hat Zöliakie. Wenn nicht, ist ein pizzafreier

Tag pro Woche genauso unbegründet, wie der Mythos vom jahrtausendealten Volk der Azteken ein Rechenfehler ist. Die waren nämlich eine mesoamerikanische Kultur im 14. bis 16. Jahrhundert, und ihr »Super-Food« Chia-Samen ist im Handel längst etabliert – als Vogelfutter.

DER GUTAUSSEHENDE EXPERTE

Warum wir absurden Ernährungstipps
auf den Leim gehen

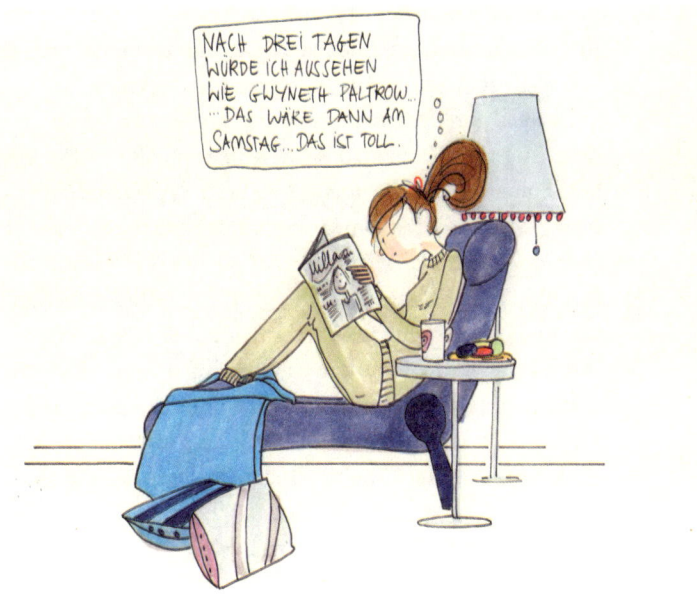

Ein Gedankenexperiment: Sie sind fest entschlossen, Ihre Ernährungsgewohnheiten zu ändern und in Zukunft gesünder zu essen, mehr Obst also, aber vor allem mehr Gemüse. In einer Buchhandlung, in der Sie nach unterstützender Literatur suchen, treffen Sie eine Bekannte. Sie kommen ins Gespräch. Die übergewichtige Frau sucht nach ähnlicher Lektüre. Ernährung ist auch ihr großes Thema, doch im Gegensatz zu Ihnen hat sie schon etliche Bücher gelesen, Seminare besucht, Rezepte ausprobiert, einen Ernährungswissenschaftler konsultiert – und gibt Ihnen jetzt ungefragt Tipps. Wie reagieren Sie? Wahrscheinlich wenig euphorisch. Nein, Kompetenz beim Thema Ernährung trauen Sie Ihrer Bekannten mit Blick auf deren Taillenumfang wirklich nicht zu. Gut möglich, dass Sie falschliegen.

Zurück auf dem heimischen Sofa blättern Sie in einem Lifestyle-Magazin. Elle Macpherson, die früher ein berühmtes Model war und heute auf dem Lifestyle-Anti-Aging-Markt tätig ist, blickt Ihnen entgegen. Sie ist 51, sieht aber locker zehn Jahre jünger aus. Der Körper? Traumhaft. Ihre Botschaft? Simpel: »Fühle dich gut, nähre deine Zellen, und du wirst gut aussehen.« Ihr persönliches »Super-Food« sind weder Goji-Beeren noch Chia-Samen, sondern ein alkalisierendes Nahrungsergänzungsmittel: »The Super Elixir«. Ein grünes Wunderpulver. Das Pulver unterstütze Wohlbefinden und Vitalität, lindere Stress, Müdigkeit und vorzeitige Hautalterung. Kosten: 99 Dollar pro Dose. Sie überlegen ernsthaft, das Pulver zu bestellen.

Auch Gwyneth Paltrow, die einst einen Oscar gewann, inszeniert sich als Ernährungsexpertin und bespielt ihre Internetseite *Goop* mit Tipps, wie sie in Frauenzeitschriften üblich sind – mit dem entscheidenden Unterschied, dass ihr der Celebrity-Status eine Autorität und Glaubwürdigkeit verleiht, die sie in die Expertenkategorie befördert, wohin sie nicht gehört. Im Gegensatz zu Ihrer Bekannten aus der Buchhandlung unterstellen wir Stars allein mit Blick auf deren Erfolg und ihr Erscheinungsbild Intelligenz und Kompetenz. Würde man selbst nur so aussehen! Und so erfolgreich sein! An den Ratschlägen muss doch was dran sein.

Die Falle, in die wir tappen, heißt »Halo-Effekt«. Halo stammt aus dem Englischen und lässt sich mit Heiligenschein übersetzen. Dieser Überstrahlungseffekt blendet uns mitunter gehörig und verzerrt unseren Blick auf die Realität. Objektive Bewertungskriterien? Unwichtig. Je impulsiver eine Person ist, je schneller sie Urteile fällt, desto größer ist die Gefahr, dass sie dem Halo-Effekt auf den Leim geht.

Der Halo-Effekt ist altbekannt, der Begriff wurde bereits vor beinahe hundert Jahren von dem amerikanischen Psychologen Edward Lee Thorndike eingeführt. Thorndike erforschte während des Ersten Weltkriegs, wie Führungspersonen untergebene Soldaten beurteilten. Er bat Offiziere um eine Bewertung folgender Gesichtspunkte: Kondition, Charakter, Führungsqualitäten, Intelligenz. Soldaten mit einem attraktiven Gesicht und einer vorbildlich strammen Körperhaltung wurden fast durchgängig besser eingeschätzt als ihre weniger einnehmenden Kollegen. Inzwischen existiert eine umfangreiche Forschung zur kognitiven Verzerrung, der Halo-Effekt ist bestens dokumentiert.

Was den Einfluss von Celebritys auf Ernährungsgewohnheiten betrifft, profitiert dieser aber noch von einem weiteren Umstand: der Tatsache, dass Lebensmittel heute nicht einfach nur Lebensmittel sind, sondern gleichzeitig Lifestyle-Statements. Eines der magischen Wörter, auf die reihenweise Kunden reinfallen und wozu Paltrow & Co. in Endlosschleife raten, lautet Detox (also Heilfasten), eine Art Peeling für das vermeintlich dauerverschmutzte Körperinnere des modernen Menschen. Überall ist von der Notwendigkeit der Körperreinigung die Rede. Der Mensch sündigt, er isst Süßes und Weizen, trinkt Kaffee und Alkohol, stopft Burger in sich rein, mag Kekse und übersäuert durch seine miserablen Gewohnheiten den Körper – insbesondere am Wochenende und an Feiertagen. Detox als Buße. Die Wahrheit ist: Ein gesunder Körper muss nicht entgiftet werden, da er über ein fast perfekt arbeitendes organisches Reinigungssystem verfügt, das seinen Dienst praktischerweise Tag und Nacht erledigt. Sollte der Körper tatsächlich vergiftet sein, hilft ein grüner Smoothie sicher nicht weiter.

Fazit: Falls Ihnen das nächste Mal jemand einen gutgemeinten Rat gibt, urteilen Sie nicht sofort, sondern lehnen Sie sich entspannt zurück und hinterfragen die tatsächliche Kompetenz des Absenders – innerlich abwinken können Sie immer noch.

DER HEALTH-HALO-EFFEKT

Die Wahrheit über Fitnessriegel

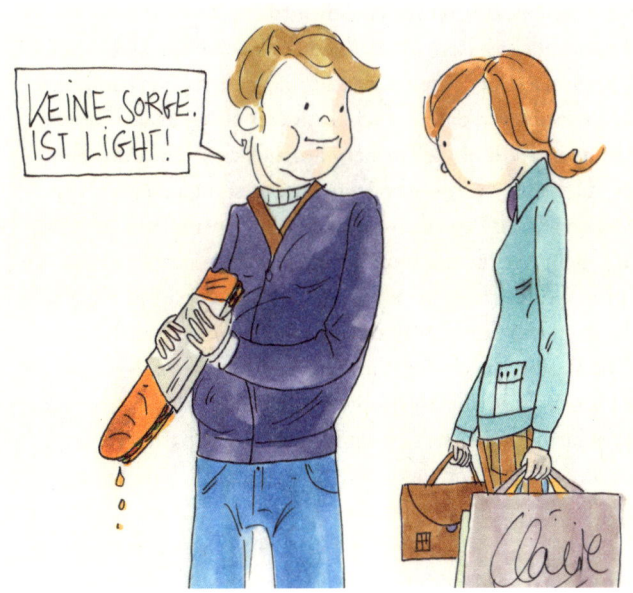

Im Istanbuler Neubauviertel Basaksehir ließ die Stadtregierung 45 000 Frösche aussetzen, um den Anwohnern den Eindruck zu vermitteln, sie lebten naturnah. In der Lebensmittelindustrie dienen Frösche als »Natursiegel«. Greenwashing nennt man diese Marketingmethode. Siegel wie »regional«, »fair gehandelt«, »vom Bauern«, »natürlich«, »naturnah«, »aus kontrolliertem Anbau« mögen zwar nach biologischen Lebensmitteln klingen, allerdings existiert für keine dieser Bezeichnungen eine staatlich geschützte Norm, geschweige denn eine Öko-Garantie. Im Grunde kann das Logo frei erfunden sein. Wieder greift der Halo-Effekt, er sorgt für eine intuitive Aufwertung des Produkts und verleitet zu verallgemeinernden Rückschlüssen. »Regional« bedeutet dann automatisch auch gesund; dabei heißt es erst einmal nichts anderes als »aus der Region stammend« – ob neben dem Spargelacker eine Autobahn verläuft oder ein Atomkraftwerk steht, steht auf einem ganz anderen Blatt Papier. Bonner Wissenschaftler stellten fest, dass beim Griff nach Biosiegeln eine vermehrte Aktivität in einer Großhirnregion namens ventrales Striatum auftritt, das zum Belohnungssystem gehört. Besonders stark ist die Stimulation durch den Health-Halo-Effekt bei Menschen zu beobachten, die oft Bioprodukte kaufen – sie haben sich so habituiert, dass sie sich für ihren gewissenhaften Konsum belohnen, und sind daher auch bereit, deutlich mehr zu bezahlen: im Schnitt 45 Prozent.

Wie leicht wir uns wider besseres Wissen aufs Glatteis führen lassen, zeigt auch eine Studie der Universität Texas: Teilnehmer, die Charakterisierungen wie »vollwertig«, »zellschützend«, »immunstärkend«, »ballaststoffreich«,

»fettreduziert« auf der Verpackung von Obstriegeln, Früh-stücksflocken, Erdnussbutter oder Kirschlimonade lasen, waren überzeugt, ihrer Gesundheit etwas Gutes zu tun. Die Versuchsleiter hatten allerdings vorher Schlagwörter digital entfernt oder hinzugefügt. Selbst die Kirschlimonade von 7 Up, die hauptsächlich aus Wasser, Zucker, Fruktose-sirup und Farbstoffen besteht, wurde »gesünder« bewer-tet, wenn sie das Label »mit Antioxidantien« enthielt. Der *New-York-Times*-Kolumnist und Bestsellerautor Michael Pollan hat die Irreführung einmal treffend auf den Punkt gebracht: »Damit ein Nahrungsprodukt sich auf seiner Verpackung als gesundheitsförderlich anpreisen kann, muss es zunächst einmal eine Verpackung haben, und deshalb lässt sich aus dem Stegreif sagen, dass es wahrscheinlich eher ein verarbeitetes als ein echtes Lebensmittel ist.« Ketchup aus einer Plastikflasche, Tomatenbilder hin oder her, ist »unecht«.

Siegel und Schlagworte lösen mitunter sogar regelrechte Placebo-Effekte aus. In einem Versuch schickten Wissen-schaftler Studienteilnehmer auf ein Ergometer und stopp-ten die Geschwindigkeit beim Radfahren. Zuvor durften diese jedoch Studentenfutter knabbern. Kurios war: Wer dieses als »*Fitness*-Snack« angeboten bekam, aß nicht nur eine größere Portion (50 bis 100 Kalorien zusätzlich), son-dern ließ es beim Sport auch deutlich ruhiger angehen. Ein Effekt, der noch verstärkt wurde, wenn auf der Verpackung Turnschuhe abgebildet waren. »Offenbar sahen die Teil-nehmer in der ›fitten‹ Nahrung einen Ersatz für körperli-che Bewegung«, fasste der Leiter der Studie die Ergebnisse zusammen. Besonders anfällig für den Fitness-Effekt wa-

ren Teilnehmer, die auf einem Begleitfragebogen Gewichts-
probleme angegeben hatten und abnehmen wollten. »Diese
Gruppen haben längst gelernt, sich bei Klischeeprodukten
wie Chips oder Pommes zu zügeln. Aber der Fitness-Zusatz
verleiht den Produkten, die nicht per se als verboten wahrgenommen werden, eine Art Heiligenschein«, warnte der
Leiter. Dies sei gefährlich, weil es konträr zur Zielerreichung
der Betroffenen wirke.

Fazit: Ein Gütesiegel macht noch keine natürliche und
ökologisch wertvolle Nahrung. Ein paar Frösche machen
schließlich auch noch keinen Teich, und erst recht kein Bio-
top. Hat man sich an die Frösche und Siegel allerdings einmal gewöhnt, kann einen ihr Anblick durchaus in einen
wohligen Zustand versetzen.

DIE FEEDING CLOCK

Was gegen Jetlag hilft

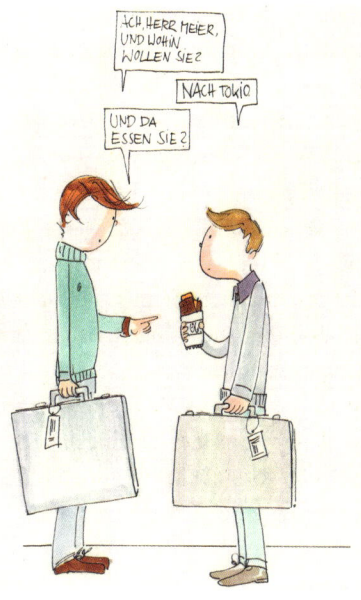

Vor Ihnen liegt ein Zwölf-Stunden-Flug nach Hongkong zu einem Kongress, leider in der Economyclass. Furchtbar, dieses Fliegen, denken Sie, nicht nur wegen Ihrer leichten Flugangst, auch das Zusammengepferchtsein an Bord ist eine Qual. Dummerweise hält der körperliche Ausnahmezustand während der ersten Tage am Zielort an: Kopfschmerzen, Müdigkeit, Schlaflosigkeit, Schwindel und vor allem: Verdauungsprobleme. Je mehr Zeitzonen wir durchfliegen, desto schlimmer. Liegt der Ort von Deutschland aus in westlicher Richtung und heißt Los Angeles, trifft einen dieses Völlig-durch-den-Wind-sein-Gefühl zwar weniger hart als in Tokio, aber immer noch hart genug. Bedauerlicherweise sieht dabei niemand auch nur annähernd so schön aus wie Scarlett Johansson in dem Film *Lost in Translation,* in dem sie insomniageplagt auf dem Fenstersims ihres Tokioer Hotelzimmers hockt und der Nacht beim Verschwinden zuschaut. Bill Murrays vom Hin-und-her-Wälzen verknautschtes Gesicht kommt der Wahrheit deutlich näher. Was können Sie also tun?

Natürlich existieren Strategien, die den Körper schnell wieder ins Gleichgewicht bringen. Lange Zeit konzentrierte man sich hauptsächlich auf das Licht als wichtigste Einflussgröße auf unseren Biorhythmus, weshalb manch Reisender aus Angst vor einem Helligkeitsschock bereits am Kofferband eine Sonnenbrille aufsetzt, selbst wenn der Sonnenuntergang unmittelbar bevorsteht.

Wir verfügen aber noch über eine zweite innere Uhr, die »feeding clock«. Wissenschaftler haben in Experimenten mit Mäusen, die sie in einen Jetlag-Zustand versetzten, herausgefunden, wie wichtig die Tageszeit der Nahrungsaufnahme ist. Als die Forscher die Fütterungszeiten der Mäuse veränderten, geriet deren Darmflora durcheinander. Die gute Nachricht: Unsere innere Uhr lässt sich durch die richtige Ernährung nachjustieren.

Bereits in den achtziger Jahren entwickelte der Biologe Charles F. Ehret vom Argonne National Laboratory in Illinois eine Anti-Jetlag-Diät, die einige Tage vor der Reise (egal, ob in Richtung Osten oder Westen) beginnt. Kurz gesagt wechseln bei dieser Diät Schlemmer- und Fastentage (Fleisch/Salat) einander ab. Koffeinkonsum ist nur zwischen 15 und 17 Uhr erlaubt. Die Idee dahinter: Der Körper wird, bevor er überhaupt auf Reisen geht, verwirrt. Eine belastungstechnisch intensive Strategie. Ehrets 1983 erschienenes Buch *Overcoming Jet Lag* verkaufte sich dennoch phantastisch. Sein Sohn erzählte einmal in einem Interview, dass sich der Vater vor Anfragen – von Präsident Reagan bis zur Rockband Aerosmith – kaum habe retten können.

Später, 2004, modernisierten Wissenschaftler aus Boston Ehrets Diät und vereinfachten sie radikal: Zwölf bis sechzehn Stunden vor der Landung in der neuen Zeitzone gilt striktes Essensverbot. Trinken soll man während des Flugs viel, allerdings nur Wasser. Der Körper wird in einen Verzichtsmodus versetzt und am Zielort neu eingestellt – genau wie Ihre Uhr. Besonders in den ersten Tagen empfiehlt sich abends kohlenhydratreiche Kost, die unser Schlafbedürfnis stimuliert (Kartoffeln, Reis, Nudeln, ballaststoffreiches Brot). Und Kakao statt Bier. Und morgens? Da darf es für Fleischesser eine proteinreiche Schweinelende oder ein Putensandwich sein. Milch, Eier, Quark und Nüsse funktionieren ebenfalls.

Merkwürdig ist, dass die Wissenschaftler stundenlanges Hungern im Flugzeug offenbar als ungefährlich einschätzen. Mit dem Blutzuckerspiegel sinkt auch unsere Laune, die ohnehin miserabel ist – es sei denn, man sitzt in der Businessclass. So oder so gilt, dass Hunger grausam ist. Ein über Stunden knurrender Magen macht selbst friedfertige Menschen aggressiv. Wenn der Schweißgeruch verströmende Sitznachbar zusätzlich Ihre Armlehne beansprucht, steigert das die Aggressivität ins Unermessliche. Wer möchte schon mit mehreren Hundert hungrigen, unterzuckerten Menschen in einem Flugzeug ausharren, während sich unter einem der riesige Atlantik ausbreitet?

Abhilfe verschafft der im Flugzeug populäre Tomatensaft. Vielleicht gehören Sie selbst zu jenen Menschen, die ihn ausschließlich im Flugzeug, dort aber regelmäßig trinken. Weshalb? In einer Höhe von 30 000 Fuß, umgeben von extrem trockener, wüstengleicher Luft (was die Nasengänge austrocknet), einem niedrigen Luftdruck ausgesetzt zu sein (der ungefähr dem Luftdruck in einer Höhe von zwei- bis zweieinhalbtausend Metern entspricht) verändert unser Geschmacksempfinden. Das Fraunhofer-Institut stellte bei einer im Auftrag der Lufthansa durchgeführten Testreihe fest: »Tomatensaft wurde bei Normaldruck deutlich schlechter benotet als bei Niederdruck. Er wurde als muffig beschrieben. Oben traten angenehm fruchtige Gerüche und süße, kühlende Geschmackseindrücke in den Vordergrund.« Die sogenannte Geruchs- und Geschmackswelle liegt bei niedrigem Druck höher, man rieche die Speisen und Getränke, als habe man einen Schnupfen. Besonders der Geschmack von Salz, Zucker, aber auch Kräutern leidet darunter, während alles, was in die Geschmackskategorie Umami (fleischig, herzhaft) fällt, wie Tomatensaft, der reich an natürlichem Glutamat ist, profitiert, weil die uns auf der Höhe des Meeresspiegels zu große Intensität in luftigen Höhen abgeschwächt wird.

Fazit: Falls Sie an Bord entspannt wegschlummern möchten, trinken Sie eine Bloody Mary.

MIEZE ZUM FRÜHSTÜCK?

Warum Katzen auf der Couch
und Kälber auf dem Teller liegen

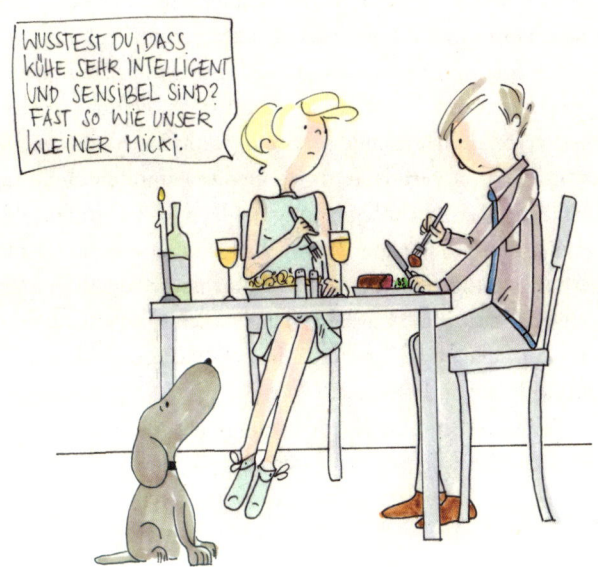

Hunden und deren Besitzern sagt man ja gerne eine gewisse Ähnlichkeit nach. Reiner Zufall, ein Trick der Natur oder Einbildung? »Dass uns der Anblick der Tiere so sehr ergötzt, beruht hauptsächlich darauf, dass es uns freut, unser eigenes Wesen so sehr vereinfacht vor uns zu sehen«, schrieb Arthur Schopenhauer, der als großer Hundefreund galt. Manche Haustiere schwelgen geradezu im Luxus, inklusive Gourmetspeisen, Fellpflege und Streichelservice. Doch auch Tiere, die in die Kategorie Nutztier fallen, erwärmen unser Herz. Ein Lamm, wie niedlich! Ein Kalb, wie hübsch! Was dann auf dem Weg vom Lamm zur geschmorten Lammschulter geschieht, bleibt besser in einer Black Box. Unser moralisches Bewusstsein trennt sorgfältig zwischen Tier und Fleisch. Als hätte das eine mit dem anderen nichts zu tun. Selbst wenn wir es ablehnen, Fleisch zu essen, aus »ethischen Gründen«, kommt es uns meist nicht merkwürdig vor, unsere Füße in wärmende Lammfellschuhe zu stecken. Die Psychologie spricht hier von Dissonanz. Sie entsteht, wenn in einer Person Wünsche, Erwartungen und Überzeugungen vorhanden sind, die mit ihren Handlungen unvereinbar sind. Wer die Intelligenz seines Haustiers lobt, aber gleichzeitig Nutztieren jegliche Klugheit abspricht, steckt in einem Dilemma.

Schweine sind bekanntlich intelligente Tiere, was auch Bauern nur zu gut wissen, weshalb sie darauf achten, dass der Riegel des Gatters immer sorgfältig geschlossen ist. Der britische Naturforscher Gilbert White schrieb 1789 von einer intelligenten Sau, der es gelungen war, ein Gattertor und »alle weiteren dazwischenliegenden Tore zu öffnen und ganz allein zu einem entfernt liegenden Hof zu marschieren, wo ein Eber gehalten wurde; und sobald ihrem Zweck gedient war, kehrte sie auf selbem Wege nach Hause zurück«. Wer gerade in eine Bratwurst beißt, möchte von Geschichten über kluge Tiere lieber verschont bleiben.

Australische Forscher haben dieses Phänomen genauer untersucht. Zunächst sollten die teilnehmenden Studenten 32 Tierarten bewerten und angeben, ob sie der jeweiligen Tierart mentale Fähigkeiten zuschreiben, darunter Angst, Freude, Moral und Erinnerungsvermögen. Anschließend mussten sie sich entscheiden: essen oder verzichten? Je größer die geistigen Fähigkeiten waren, die sie dem Tier zutrauten, desto geringer war ihre Lust, es zu essen. Die angenommene Intelligenz eines Tieres wirkte sich auf den Appetit aus.

Die Frage, weshalb wir dennoch Fleisch essen, auch von Tieren, denen wir Gefühle und Intelligenz zuschreiben oder die wir niedlich finden, ist damit allerdings noch nicht geklärt. Die Forscher experimentierten weiter. Die in zwei Gruppen aufgeteilten Probanden erhielten einen Fragebogen, Gruppe A zusätzlich dazu das Bild eines grasenden Schafs oder einer Kuh sowie eine kurze Beschreibung, wie das Tier von Artgenossen umgeben sein Leben auf Weiden verbringt. Gruppe B hingegen füllte zuerst den Fragebogen aus und bekam erst dann das Bild des Tieres zu Gesicht mit dem Hinweis, das Tier werde zum Schlachthof gefahren, getötet, ausgenommen und die Fleischstücke würden für den Verkauf im Supermarkt verpackt. Anschließend erfolgte die Aufforderung, die Intelligenz des Tieres einzuschätzen. Das Ergebnis der Auswertung war verblüffend: Gruppe B traute den Tieren deutlich weniger Intelligenz zu als Gruppe A. Die Schilderung der Fleischverarbeitung reduzierte die Hemmschwelle, das Tier zu essen. Als Dissonanz mindernde Rechtfertigung diente, dem Tier mentale Fähigkeiten abzusprechen. Wer gerade ein Stück Fleisch gegessen hatte, leugnete die Intelligenz der Tiere besonders vehement.

Die amerikanische Psychologin Melanie Joy spricht von einem unsichtbaren System aus Überzeugungen, das sie »Karnismus« nennt. Das ganze System sei darauf angelegt, unser Bewusstsein und unsere Empathie zu blockieren, was je nach Kulturkreis und Tier mal besser, mal schlechter funktioniert. Hund? Niemals, den streichle ich ja gerade. Katze? Undenkbar. Die wärmt nachts meine Füße. Auch Melanie Joy schreibt dem Mechanismus des Leugnens eine hohe Bedeutung zu. Praktischerweise wird uns dieses Leugnen leichtgemacht. Das Tier kommt als verarbeitetes Stück Fleisch auf den Tisch, beschrieben als Wiener Schnitzel, Filetspitzen Stroganoff, Bœuf Bourguignon etc. Weitere Verteidigungsmechanismen, so Joy, seien die drei »N«: dass Fleischessen normal, notwendig und natürlich sei. Doch manchmal siegt auch die Empathie. Als das Hausschwein Rudi Rüssel wieder einmal Ärger machte und der Vater drohte »Das Schwein muss weg!«, riefen die Kinder: »Aber das ist doch Rudi!« – damit war das Schweinchen flugs vom Tier zum Freund geworden.

DAS SAUCE-BÉARNAISE-SYNDROM

Warum Sie manche Speisen
niemals mögen werden

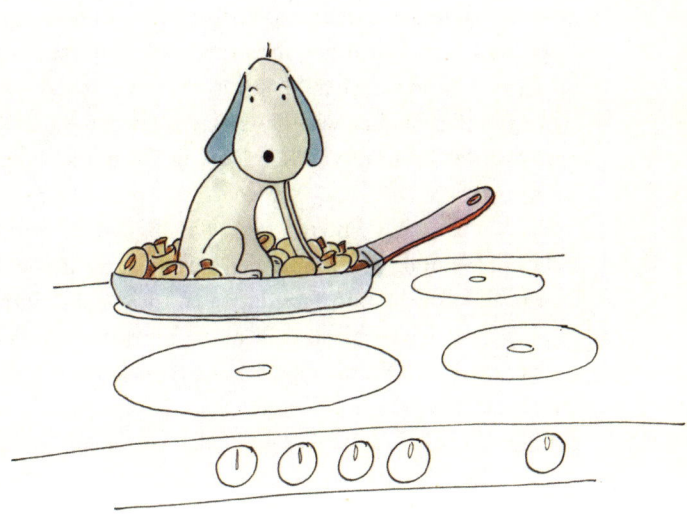

Wie wäre es zur Abwechslung mit gefülltem Meerschwein-
chen? Oder gegrillter Ratte? Wie mit frittierten Skorpio-
nen oder mit der von lebenden Maden bevölkerten Käse-
spezialität Casu Marzu, die auf Sardinien als äußerst köstlich
gilt und nur auf dem Schwarzmarkt zu haben ist? Oder mit
der schwedischen Fischspezialität Surströmming, vergore-
nem Hering, der beim Öffnen der Dose so bestialisch stinkt,
dass eine Ohnmacht droht? In einem philippinischen Restaurant im New Yorker East Village, dem »Maharlika«,
steht eine Speise namens Balut auf der Karte. Auf den Phi-
lippinen gilt das angebrütete Entenei als Spezialität, für die
massenhaft Enten gezüchtet werden und die potenzstei-
gernde Wirkung entfalten soll. Perfekt ist das Ei nach einer
siebzehntägigen Bebrütung in einem Brutautomaten oder
im warmen Sand bei einer Temperatur von 42 Grad. Zwanzig bis dreißig Minuten wird das Ei dann gekocht, während-
dessen stirbt der Embryo. Man kann ihn aber auch unge-
kocht essen.

Ein angebrütetes Entenei hat etwas Barbarisches und
stellt unser moralisches Empfinden auf eine harte Probe. Es
ist ein Tabubruch. Das Tier durfte ja noch nicht einmal
das Licht der Welt erblicken! Es durfte nie mit seinen Artgenossen spielen! Würde uns hierzulande gekochter Hund
serviert, würde das einen Würgereiz auslösen, während man
in China freudig zum Besteck greift. Andere Länder, andere
Sitten. »Die Esskultur«, so der Wissenschafts- und Medi-
zinhistoriker Dietrich von Engelhardt, »definiert für jedes
Individuum ein Grobraster, innerhalb dessen Geschmacksvorlieben entwickelt werden können.« Überschreitungen
des Grobrasters würden im Erziehungsprozess sozial diskri-

miniert (»Das isst man nicht!«). Nach der Sozialisation innerhalb einer Esskultur sei das Grobraster über Lernerfahrungen so internalisiert, dass selbst auf unbeabsichtigte Überschreitungen mit Ekel und Unwohlsein reagiert werde. Etwa, wenn jemand erfahre, dass er gerade Hundefleisch gegessen habe.

Ekel erfüllt fernab kultureller Ausdifferenzierung und kulinarischer Vorlieben beziehungsweise Abneigungen eine wichtige Funktion: Er warnt uns vor potenziellen Krankheitserregern und schützt vor Infektionen. Ekel ist überlebensnotwendig. Der Mensch als »Allesfresser« wäre ohne dieses Sensorium für gefährliche Nahrung und Stoffe aufgeschmissen. Spiegelt sich in einem Gesicht Ekel wider – übrigens überall auf dem Globus auf die gleiche Art und Weise –, wissen die anderen, dass hier Vorsicht geboten ist. Valerie Curtis, Anthropologin und Epidemiologin von der London School of Hygiene and Tropical Medicine, die seit Jahrzehnten über Ekelgefühle forscht, ist überzeugt, dass wir Ekel nicht erst erlernen. Er habe sich vielmehr im Laufe der Evolution entwickelt und sei fest in unseren Genen verankert. In einem ihrer Versuche wurden 40 000 Probanden weltweit verschiedene Bilder vorgelegt. Blut, Kot, Kadaver, Eiter lösen kulturübergreifend bei nahezu allen Menschen starke Ekelgefühle aus.

Zurück zum Essen: In einem Versuch, den der Ekelforscher und Psychologe Paul Rozin mit amerikanischen Studenten durchführte, setzte er ihnen Schokoladenpudding in Form von Hundekot vor. Viele weigerten sich strikt, den Pudding zu essen. Die in Gang gesetzten Assoziationen genügten, um ihnen den Appetit zu verderben – was bei unter

Dreijährigen, noch ekelresistenten Kindern, nicht der Fall gewesen wäre. Auch Apfelsaft aus einer nagelneuen Urinflasche aus dem Krankenhaus zu trinken oder Suppe zu essen, die mit einem fabrikneuen Kamm umgerührt wurde, dürfte für viele eine unüberwindbare Ekelhürde darstellen. Huscht eine Spinne über unsere dampfenden Nudeln, schieben wir den Teller angewidert fort. Schwimmt eine tote Fliege im Müsli, ebenso. Ein verfaulter, mit gräulich-weißem Pelz überzogener Apfel verdirbt den ganzen Korb. Ekel färbt ab. Die Emotionspsychologie spricht vom Prinzip der Kontamination. »Vergiftet« ist, was sich in tatsächlicher oder vermeintlicher Nähe des Ekelobjekts befand oder damit direkt in Berührung gekommen ist. Rozin nennt es das »Gesetz der Ähnlichkeit« und das »Gesetz der Ansteckung«.

Dass sich auch die Aversion gegen ein bestimmtes, mit schlechten Erinnerungen verknüpftes Gericht zu einem heftigen Ekelgefühl entwickeln kann, hat wohl jeder schon mal am eigenen Leib erfahren. Der Psychologe Martin Seligman prägte den Begriff »Sauce-béarnaise-Syndrom«. Dazu kam es folgendermaßen: Seligman bestellte einst, er war mit seiner Frau zum Essen ausgegangen, sein Lieblingsgericht: Filet Mignon mit Sauce béarnaise. Kurze Zeit später musste er sich übergeben. Übelkeit und Erbrechen hatten aber weder etwas mit dem Fleisch noch mit der Sauce zu tun. Auslöser war eine Magen-Darm-Grippe. Die Magen-Darm-Grippe verging, die Aversion blieb – jedoch nur gegen die Sauce béarnaise, nicht das Fleisch. Noch jahrelang ging es Seligman durch Mark und Bein, wenn er den Namen hörte. Er war negativ konditioniert worden.

In Zukunft, davon gehen Experten aus, werden wir Nahrung zu uns nehmen, vor der uns heute noch graust. Künstliches Fleisch und Insekten werden mit Sicherheit dazugehören, insbesondere proteinreiche Termiten, Heuschrecken und Raupen. Am besten, wir gewöhnen uns schon mal daran.

DER TON MACHT DEN APPETIT

Welche Musik Sie in Spendierlaune
versetzt

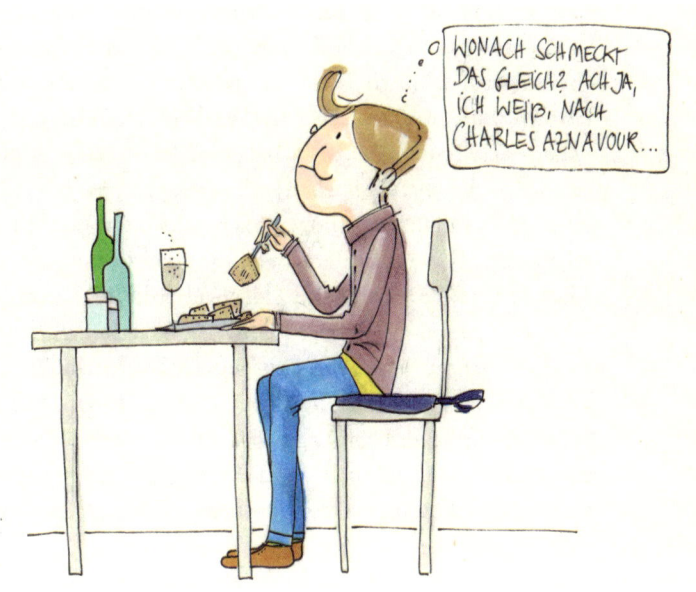

Ein französisches Restaurant, in dem die Schnulzen von Eros Ramazzotti rauf und runter laufen, setzt sein Geschäft ebenso aufs Spiel wie ein italienisches, das seine Gäste mit Charles Aznavour beschallt. Wer Freunde zu sich zum Essen einlädt, wird zur leichten musikalischen Untermalung eher nicht Heavy Metal auflegen und lautdrehen. All das versteht sich, Stichwort Kongruenz, von selbst, die Komplexität des Gegenstands ist damit aber längst nicht erfasst. Musik ist auch beim Essen viel mehr als nur ein angenehmes Hintergrundgeräusch: Sie hat das Zeug dazu, den Geschmack deutlich zu beeinflussen. British Airways zum Beispiel serviert auf Langstreckenflügen gemeinsam mit dem Menü die passende Musik, um den Geschmacksverlust (hervorgerufen durch Lärm, veränderten Luftdruck und trockene Luft) wettzumachen. Die Reihenfolge der Titel ist dabei exakt festgelegt. Zur Vorspeise gibt es Louis Armstrong (bei herzhaften Speisen) oder Paolo Nutini (schottischer Sänger zum schottischen Lachs), Debussy oder Lily Allen zum Hauptgericht und James Blunt beziehungsweise Madonna zum Dessert. Die Fluggesellschaft folgt damit einer Empfehlung der Oxford University, die in mehreren Studien untersucht hat, wie Töne unsere Geschmacksknospen sensibilisieren. Mark Tazzioli, »Menu Design Manager« der Fluggesellschaft, sagte in einem Interview, dass die Fähigkeit zu schmecken an Bord um dreißig Prozent reduziert sei – und, ganz Marketingprofi, man alles tue, um dem entgegenzuwirken.

Wissenschaftliche Versuche zur Paarung von Musik und Essen wurden erstmals 1997 durchgeführt. Das Experiment fand im Restaurant »The Fat Duck« des für seinen multisensorischen Einfallsreichtum bekannten Sternekochs Heston Blumenthal statt. Vor den Toren Londons wurde ein Gericht namens »Der Klang des Meeres« serviert. Mit dem Teller kam eine Muschel, in der sich ein iPod befand. Setzten die Gäste die Kopfhörer auf, hörten sie Meeresrauschen und Möwenrufe. Die Gäste sollten an eine Küstenlandschaft denken, was sie auch taten, jedenfalls lobten sie die ausnehmende Frische des Gerichts – ganz so, als käme es direkt aus dem Meer. In einem anderen Versuch verköstigten die Probanden einen Nachtisch namens »Cinder Toffee«, wobei es sich um ein Sahnebonbon handelte, das Zucker und Bitterstoffe enthielt. Wer es in den Mund nahm und gleichzeitig hohe Töne hörte, schmeckte hauptsächlich die süße Komponente, bei den tiefen Tönen dominierten die Bitterstoffe. Sie können sich in einem Selbstversuch von der Wirkung überzeugen: Dazu benötigen Sie lediglich dunkle Schokolade oder eine Tasse Kaffee. Hören Sie dazu zuerst Madonnas »Ray of light« und danach Placido Domingo.

Wenn hohe Melodien einer Praline zu mehr Süße verhelfen, können sie dann möglicherweise sogar einem herben Wein eine liebliche Note entlocken? Offenbar. In den Hamburger Börsensälen fand im Rahmen der Messe »Savoir Vivre« ein klassisches Konzert mit Weinverkostung statt. Zu jedem Musikstück des in der internationalen Kammermusikszene gelobten »Trio Alba« wurde ein perfekt auf die Musik abgestimmter Wein gereicht. Und obwohl in Wahrheit immer das gleiche Erzeugnis ausgeschenkt wurde, änderte sich der Geschmack des Weines, wenn die Stimmung der Musik einen Wandel vollzog – je sanfter die Töne, desto harmonischer der Geschmack. Letzterer änderte sich so sehr, dass das Publikum Stein und Bein schwor, unterschiedliche Weine getrunken zu haben.

Den Prozess des Hörens beschreibt der Musikprofessor Elmar Lampson als einen strukturierenden, bedeutungsgenerierenden Vorgang, bei dem Ohr und Gehirn zusammen aktiv die Hörempfindung hervorbringen. »Beim Hören verschieben sich die Koordinaten des Bewusstseins, man kommt in einen anderen Aggregatzustand. Nicht nur, dass ich etwas höre – ich bin in einem Hörraum, in dem es Kälte, Wärme, taktile Empfindungen und Duft gibt und auch die Anmutung, dass einem etwas körperlich entgegenkommt. Eine Welt, in der Denken und Fühlen füreinander durchlässig werden.« Das akustische Potenzial sieht Lampson noch längst nicht ausgeschöpft: »Musik besitzt eine direkte Wirkung auf das vegetative Nervensystem des Menschen und kann direkter wirken als Bilder. So lassen sich gezielt unbewusste, emotionale Schwingungen erzeugen.«

Werden mit diesem Wissen nun zukünftig, wie einst Richard Strauss forderte, sämtliche Speisekarten vertont? Ein Steakhaus zum Beispiel, das musikalisch kräftig nachwürzt, beispielsweise mit »Out of control« von den Chemical Brothers, mit Rammstein oder Tschaikowskis Ouvertüre 1812, unterstriche damit zwar die Schärfe und Herzhaftigkeit seiner Speisen, träfe aber ganz sicher nicht jedermanns Geschmack. Es geht darum, die »richtige« Musik zu wählen. Das erhöht auch das Trinkgeld signifikant. Der Musikpsychologe Adrian North beobachtete, wie sich Restaurantgäste zu unterschiedlicher Hintergrundmusik verhielten. Wurde klassische Musik gespielt, gaben die

Gäste mehr Geld für Vorspeisen, Desserts und Kaffee aus und zeigten sich beim Trinkgeld großzügiger. Auch bei Popmusik zahlten die Gäste Trinkgeld, allerdings deutlich weniger. Das wenigste Trinkgeld wurde gegeben, wenn keine Musik gespielt wurde. Die Gäste hatten wohl vor allem eines im Sinn: schnell satt zu werden. Wer sich etwas Besonderes gönnen will, fühlt sich durch klassische Musik offenbar bestätigt. Zufällig entdeckte North noch etwas anderes: Die Musik beeinflusst auch die Essgeschwindigkeit. Wer klassische Musik hörte, kaute langsamer und ließ sich insgesamt mehr Zeit beim Essen. Schnelle Musik erhöhte die Kaugeschwindigkeit.

Fazit: Spielen Sie bei der nächsten Dinnerparty, die Sie ausrichten, am besten klassische Musik.

STATUS-ANGST À LA CARTE

Wie uns die Sprache von Speisekarten
in die Irre führt

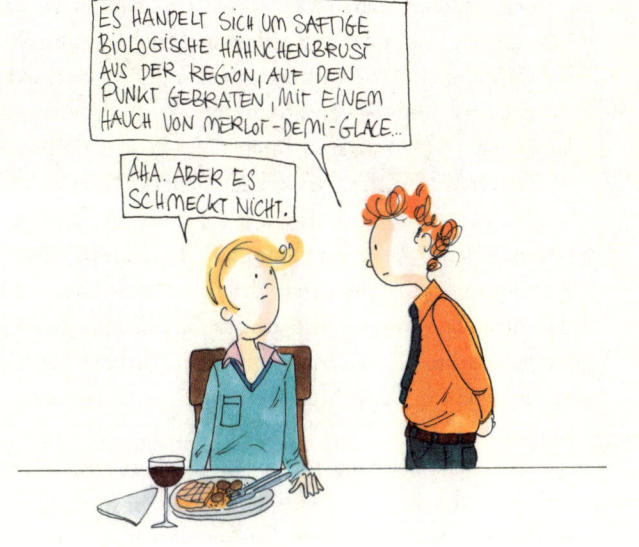

Die Menükarte des Drei-Sterne-Restaurants »Cheval Blanc« in Basel offeriert seinen Gästen zum Beispiel Bretonischen Hummer, Périgord-Trüffel, auch schwarzer Trüffel genannt, sowie eine Auswahl an weichem und hartem Käse vom Mâitre Antony aus Ferrette, der als der beste Käse-Affineur Frankreichs gilt. Die im mit zwei Michelin-Sternen ausgezeichneten Restaurant »St. Hubertus« in St. Kassian, Südtirol, servierten Sardinen stammen aus dem in Oberitalien gelegenen Iseosee. Im ebenfalls besternten Frankfurter »Lafleur« stehen auf der Karte etwa »Getauchte Schottische Jacobsmuscheln« und »Odenwälder Rehrücken«.

Wer in einem Sternerestaurant isst, der erwartet das Beste vom Besten, was nicht heißt, dass sich eine exakt beschreibende Menükarte von vornherein erübrigt. Jede Speisekarte ist eine Ansammlung von Produktbeschreibungen, ein Verkaufs- und Steuerungsinstrument, das Assoziationen, Erwartungen und Vorfreude weckt. Taucht der Name des sehr sympathischen, in zahlreichen Magazinen und Zeitungen porträtierten »Zeremonienmeisters des Käses«, Bernard Antony, auf, fühlt man sich gleich gut aufgehoben. Und dass die in St. Kassian gourmetmäßig zubereiteten Sardinen aus heimischen Gewässern stammen und nicht erst weit reisen mussten, veredelt ihren Geschmack noch vor dem ersten Bissen.

Die Macht der Sprache ist ein wissenschaftlich intensiv beackertes Feld. Vor zwei Jahren ist ein faszinierendes Buch hinzugekommen, geschrieben von dem Linguisten und Stanford-Professor Dan Jurafsky: *The Language of Food. A Linguist reads the Menu.* Man erfährt darin nicht nur die Geschichte des Ketchups, Jurafsky hat gemeinsam mit Kollegen von der Carnegie Mellon University ein Computerprogramm geschrieben und 6500 online verfügbare Speisekarten aus sieben amerikanischen Städten analysiert. Die Menüpreise reichten dabei von günstig bis sehr teuer. Bei der Auswertung des Datenbergs stellte sich heraus, dass sehr teure Restaurants die Herkunft ihrer Speisen mehr als fünfzehn Mal so oft erwähnen wie günstige Restaurants. »Die Obsession mit der Nennung der Herkunft ist ein starker Indikator, dass man sich in einem teuren, ausgefallenen Restaurant befindet.«

Aus Schnellrestaurants weiß man, dass der größte Zeitaufwand im Durchblättern der (oft klebrigen) Plastik-Speisekarte besteht. Gerichte über Gerichte. Bestellbar als große und kleine Portionen. Mit einer oder mehreren Beilagen: die H&M-Stores der Gastronomie sozusagen (im Gegensatz zu den Dior-Läden ähnelnden reduzierten Gourmetrestaurants). Was die Erfahrung uns lehrt, illustriert Jurafsky mit Zahlen: »Wir haben herausgefunden, dass teure Restaurants halb so viele Gerichte anbieten wie günstige und sieben Mal häufiger über die Wahl des Küchenchefs sprechen.«

Günstige sowie in der mittleren Preisklasse angesiedelte Restaurants arbeiten zudem bevorzugt mit Füllwörtern wie köstlich, goldbraun, knusprig, würzig, zart, weich, frisch, fruchtig. Warum aber wird betont, dass zum Beispiel der Salat knackig ist? Ist das nicht selbstverständlich? Offenbar nicht. Der Linguist Mark Liberman schlägt vor, das Überbetonen bestimmter Eigenschaften als Ausdruck einer Art »Status-Angst« zu verstehen. Mittelklasse-Restaurants machten sich demnach Sorgen, der Kunde könnte an der Qualität der Produkte zweifeln, weshalb sie ihm vorsichtshalber schwarz auf weiß versichern, dass alles frisch, knusprig und köstlich ist. Gerne gezogen wird auch die Nostalgiekarte: hausgemacht, nach Großmutters Art etc. In Studien konnte gezeigt werden, dass Wörter, die Geschmäcker beschreiben, im primären sowie sekundären gustatorischen Cortex zu einer erhöhten Aktivität führen. Dieser Teil des Gehirns verarbeitet die von den Geschmacksrezeptoren der Zunge gesendeten Informationen. Das Lesen allein kann einem genauso wie das Denken an ein großartiges Gericht das sprichwörtliche Wasser im Munde zusammenlaufen lassen.

Der Psychologe und Verhaltensökonom Dan Ariely von der Duke University fordert in seinem Buch *Denken hilft zwar, nützt aber nichts* die Leser dazu auf, sich vorzustellen, sie benötigten eine Catering-Firma für die Hochzeit ihrer Tochter. Josephine's Catering rühmt sich seines »köstlichen asiatischen Ingwer-Hähnchens« und seines »aromatischen griechischen Salats mit Kalamata-Oliven und Feta«. Ein anderes Unternehmen, Culinary Sensations, bietet, »saftige biologische Hähnchenbrust, auf den Punkt gebraten und mit einem Hauch von Merlot-Demi-glace, auf einem israelischen Couscous-Bett mit Kräutern« an sowie eine »Mischung aus jungen italienischen Kirschtomaten und knackigen grünen Salaten mit einem Kranz aus warmem Ziegenkäse in fruchtiger Himbeer-Vinaigrette«. Obwohl es unmöglich sei, zu entscheiden, ob das Essen von Culinary Sensations besser ist als das von Josephine's, bewirke schon allein die ausführliche Beschreibung, dass wir von dem einfachen gemischten Salat mit Ziegenkäse Größeres erwarteten, so Ariely. Und der Linguist Jurafsky? Der würde einem wohl raten, die Finger davon zu lassen.

Im »Alinea«, einem Spitzenrestaurant in Chicago, pfeift man auf blumige Sprachspielereien und setzt beim Anpreisen des Lamms auf Interpunktionszeichen:

»Lamb ....?????............!!!!!!!!!!!!!«

Nehmen wir einfach mal an, dass es großartig schmeckt.

DAS DOGGY-BAG-PARADOXON

Warum wir so ungern Essensreste
mit nach Hause nehmen

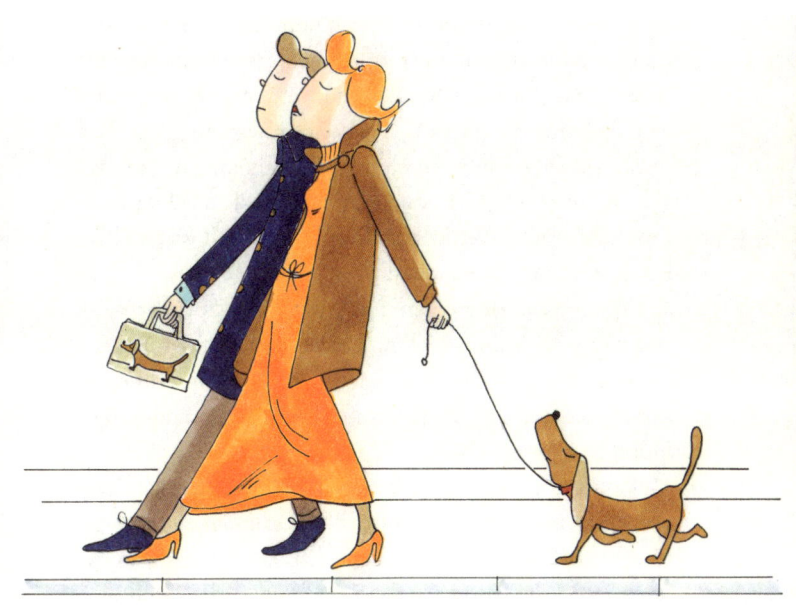

Sie sitzen mit einer Gruppe von Freunden in einem Restaurant der mittleren Preisklasse. Die Vorspeise ist bereits üppig gewesen, und die Hauptspeise überfordert Sie endgültig. Den Pastaberg schaffen Sie lediglich zur Hälfte. Bitten Sie den Kellner, die Reste einzupacken? Fragen Sie nach einer Doggy Bag, einer Schachtel für die köstlichen Nudeln?

Ihre Entscheidung hängt von mehreren Faktoren ab, zum Beispiel dem Verhalten der Tischgesellschaft. Sind Sie die einzige Person, die die Menüreste mitnehmen möchte? Wie wichtig ist es Ihnen, was andere von Ihnen denken? Wie groß ist Ihre Angst, als knauserig und unkultiviert zu gelten? Sind Sie also eher extern oder intern orientiert? Eine große Rolle spielt auch das Land, in dem Sie sich befinden. In Amerika, wo die Portionen meistens gigantisch sind, wird der Kellner ohnehin auf Sie zukommen. Amerika gilt als Doggy-Bag-Ursprungsland. 1943, als das Essen wegen des Zweiten Weltkriegs rationiert worden war, soll die Box in Kalifornien erfunden worden sein. *The Oxford Companion to Food* zitiert den einst populären Spruch: »Are you happy over dinner? Don't have all the fun alone. Remember the pup who's waiting. And take him a luscious bone.« Zumindest offiziell war die Tüte für den hungrigen Hund zu Hause gedacht.

Was in Amerika gang und gäbe ist, darüber wird andernorts aus historischen und kulturellen Gründen die Nase gerümpft. Beispielsweise in Frankreich. Während es, so der Soziologe Jean Pierre Corbeau, in bürgerlichen und aristokratischen Kreisen früher üblich war, nicht alles aufzuessen, um zu unterstreichen, dass an Lebensmitteln kein

Mangel herrschte, aß man in den unteren Schichten eine Mahlzeit auf, was schon Kindern gelehrt wurde. In Frankreich, wo die Portionen nichts Angsteinflößendes haben und auswärts zu essen nicht derart weit verbreitet ist wie in Amerika, ist man Doggy Bags schlicht nicht gewöhnt. Dort sind Reste keine potenziell aufwärmbaren Mahlzeiten. Gerade jedoch läuft im Feinschmeckerland eine Art Umerziehungsprogramm, das aus Doggy-Bag-Verachtern Doggy-Bag-Enthusiasten machen soll. Gewissermaßen von oberster Stelle sind alle Hotels und Restaurants, die täglich mehr als 180 Essen servieren, zur Minimierung der Essensabfälle angehalten, Boxen zur Mitnahme von Essensresten vorrätig zu haben und ihren Gästen offensiv anzubieten. Es ist nicht der erste Versuch, die Doggy Bag in Frankreich zu etablieren.

Mit der Vorstellung, die Reste eines Bœuf Bourguignon in einer Styroporschachtel nach Hause zu tragen, dürften allerdings nicht nur Franzosen Schwierigkeiten haben. Es fängt schon beim Namen an, bei Hundeknochen- und Napfassoziationen.

So hat die Doggy Bag auch in Großbritannien ein erhebliches Imageproblem. Essensreste waren auch dort einst Symbol für Reichtum und Adel. Sie ernährten, so der Historiker Colin Spencer, aber andere – zum Beispiel Küchenangestellte. Im Mittelalter bekamen die im Hof wartenden Bettler wiederum, was die Küchenangestellten übrig gelassen hatten. Spencer glaubt, dass das Gefühl, es sich leisten zu können, etwas übrig zu lassen, in Restaurants nach wie vor vorhanden ist – auch aus den erwähnten historischen, altruistischen Motiven.

Der Direktor des Food and Brand Lab der Cornell University Brian Wansink brachte in einem Interview den aus der Verhaltensökonomie stammenden Endowment-Effekt ins Spiel, um unser Doggy-Bag-Unbehagen zu erklären. Wir tendieren dazu, einem Gut, das wir besitzen, einen wesentlich höheren als den tatsächlichen Wert zuzuschreiben. Offenbar greift dieses irrationale Verhalten auch bei Essensresten, die wir ja, wenn auch verpackt, wiederbekommen.

Fazit: Schaffen Sie sich einen Hund an oder geben Sie vor, gerade auf den Jack Russell eines Nachbarn aufzupassen – zumindest hätten Sie dann einen triftigen Grund, nach einer Doggy Bag zu fragen. In Frankreich entkräfteten Gastronomen die Doggy-Bag-Abneigung der Kunden übrigens, indem sie der Doggy Bag kurzerhand einen neuen Namen gaben: le Gourmet Bag.

DER BRIDGET-JONES-EFFEKT

Wie Gefühle unseren Appetit
manipulieren

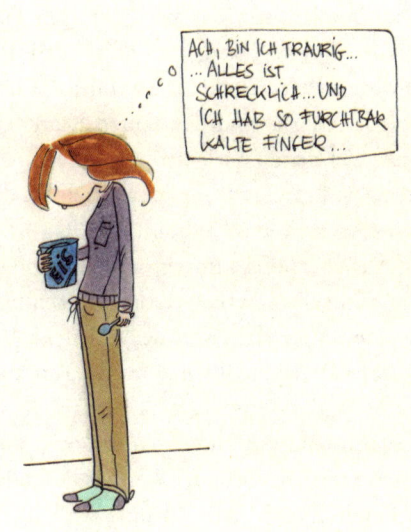

Dass Gefühle einen Menschen in den Wahnsinn treiben können, ist bekannt, aus eigener Erfahrung, der Literatur, dem Film oder schlicht vom Hörensagen. Neu aber dürfte für einige sein, dass Liebeskummer dem quälenden Verlangen eines Süchtigen nach Kokain ähnelt. Der amerikanische Psychologe Arthur Aron, dessen Forschungsschwerpunkt die komplexe Architektur zwischenmenschlicher Beziehungen ist, untersuchte Hirnfunktionen von Menschen, die unter Liebeskummer litten. Bereits das Foto des geliebten Menschen genügte, um bei den Probanden suchttypische körperliche Entzugsreaktionen auszulösen. Für die Romanfigur Bridget Jones ist das ein bekannter Zustand. Die Protagonistin des gleichnamigen Films brauchte nur ein bestimmtes Lied im Radio zu hören, um sich heulend aufs Bett zu werfen. Was ihr half? Eiscreme und Schokolade. Im Zustand des akuten Kummers waren das ihre unverzichtbaren Seelentröster, ihr Soul Food, auch Comfort Food genannt – Lebensmittel, bei denen es vor allem um eines geht: das Gefühl.

Was aber weckt in bestimmten Momenten ganz genau dieses zügellose Verlangen nach Eiscreme, Chips und Schokolade? Abgesehen von den Inhaltsstoffen – die Kombination aus Kohlenhydraten und Fett führt über hormonelle Regelprozesse zu einer unmittelbaren Ausschüttung des Belohnungshormons Dopamin – sind es in erster Linie sensorische Gründe. Was wir besonders mögen, ist das Schmelzen im Mund. Warum? Weil die Beschäftigung mit der wechselnden Konsistenz unsere Aufmerksamkeit beansprucht. Zumindest für die Dauer des Genusses führt das zu einem inneren Aufatmen. Wir sind abgelenkt. Dieser Zustand ist vorhersehbar und motiviert uns, uns unser Trostessen in Notsituationen schnellstmöglich zu beschaffen.

Wie empfänglich man für Trostessen ist, ist eine Typfrage. Shira Gabriel von der New York State University fand heraus, dass es von Menschen bevorzugt wird, die ein Grundvertrauen in soziale Bindungen haben. Emotionaler Stress erzeugt bei ihnen das Bedürfnis, sich in die (groß-)elterliche Küche zurückzuträumen und dort zu verkriechen. Kein Wunder, dass beliebte Gerichte aus Kindertagen wie Pfannkuchen, Pudding, Milchreis oder auch eine kräftige Hühnersuppe beliebte Seelentröster sind. Bereits der Geruch eines bestimmten Essens kann Trost spenden. Ob Fürsorge, ein Lächeln oder Zuspruch – im Grunde sind das die wahren Stimmungsaufheller. Die Dramaturgie guter Werbespots bedient sich exakt dieser Bedürfnisse. Emotionsgeladene Bilder prägen sich besonders intensiv ein: Menschen, die liebevoll miteinander umgehen, Fremde, die einander anlächeln, ein ausgelassenes Sonntagsfrühstück im Familienkreis. Jeder Spot erzählt eine Geschichte. Je glaubwürdiger die Erzählung, desto stärker ist die emotionale Bindung an das beworbene Produkt, zu dem wir immer dann greifen sollen, wenn wir uns nach einem bestimmten Gefühl sehnen.

Die besänftigende oder aufputschende Wirkung der Inhaltsstoffe spielt den Herstellern dabei unmittelbar in die Hände: die essenzielle Aminosäure Tryptophan, Vorstufe des Glückshormons Serotonin in Kakaobohnen beispielsweise oder das darin ebenfalls enthaltene koffeinähnliche Theobromin. Ständiges Überaktivieren der Serotonin-Aus-

schüttung kann allerdings den begrenzten Vorrat an Neuro-
transmittern im Gehirn aufbrauchen und anstelle des ge-
wünschten Wohlfühleffekts tritt Gewöhnung ein.

Von emotionalem Stress zu innerer Ruhe dank Comfort
Food? Mitnichten.

Wer bei Traurigkeit reflexartig zum Schokoriegel greift,
dürfte vom Ergebnis folgenden Experiments überrascht
sein: Teilnehmer sahen einen aufwühlenden Film und erhielten anschließend entweder a) ihre Lieblings-Anti-Stress-
Speise, b) einen Snack, den sie mögen, c) einen Müsliriegel
oder d) gar nichts. Das Ergebnis war in allen Fällen das Gleiche: Die Stimmung besserte sich mit der Zeit, mit oder ohne
Comfort Food. Dabei hatten 81 Prozent der Teilnehmer
zuvor ausgesagt, von der stimmungsaufhellenden Wirkung
ihrer Anti-Stress-Speise überzeugt zu sein. Die Kausalität
in dem konsumierten Essen zu suchen sei jedoch schlicht
falsch, so die Versuchsleiterin. »Comfort Food ist ein Mythos.« Der XL-Eisbecher habe keinerlei magische Fähigkeiten. Trotzdem lautet ihr Rat: »Just eat the ice cream! It's not
magical. But it is yummy.« Für emotionale Esser, die negative Emotionen wie Stress, Einsamkeit oder quälende Lan-
geweile automatisch mit Chips & Co. bekämpfen, gilt dieser
Rat nicht. Wer die Kontrolle über sein Essverhalten verloren
hat, befindet sich in einer gefährlichen Spirale, aus der er
sich oft nur mit therapeutischer Hilfe befreien kann.

Unbestreitbar ist, dass Gefühle unser Urteilsvermögen
beeinflussen. Aufgewühlt fällt es uns schwerer, den Kalo-
rien- und Fettgehalt von Lebensmitteln richtig einzuschätzen. Im Rahmen eines Experiments sahen Teilnehmer Vi-
deos mit a) glücklichem, b) traurigem und c) langweiligem

Inhalt. Anschließend sollten sie die Höhe des Fettgehalts in einem Mix aus Milch und Sahne schätzen. Wer emotional aufwühlende Filme gesehen hatte, unterschätzte diesen signifikant. Ein Effekt, der beim Anschauen langweiliger Filme ausblieb. Unser Arbeitsgedächtnis hat eben begrenzte Kapazitäten. Sich in einer emotionalen Situation zu verlieren und gleichzeitig den Fettgehalt von Pommes richtig zu bewerten klappt nicht.

Fazit: Zumindest haben wir jetzt eine wissenschaftlich untermauerte Erklärung dafür, warum wir bei Liebeskummer zu Schokolade greifen. Die Erkenntnis, dass es allerdings auch ohne die Tafel stimmungsmäßig wieder bergauf geht, ist nicht nur im Hinblick auf die Figur ein Lichtblick.

WIE DAS GEWICHT DES KELLNERS UNSERE BESTELLUNG BEEINFLUSST

Und warum Sie einen Blick auf den Body-Mass-Index Ihrer Freunde werfen sollten

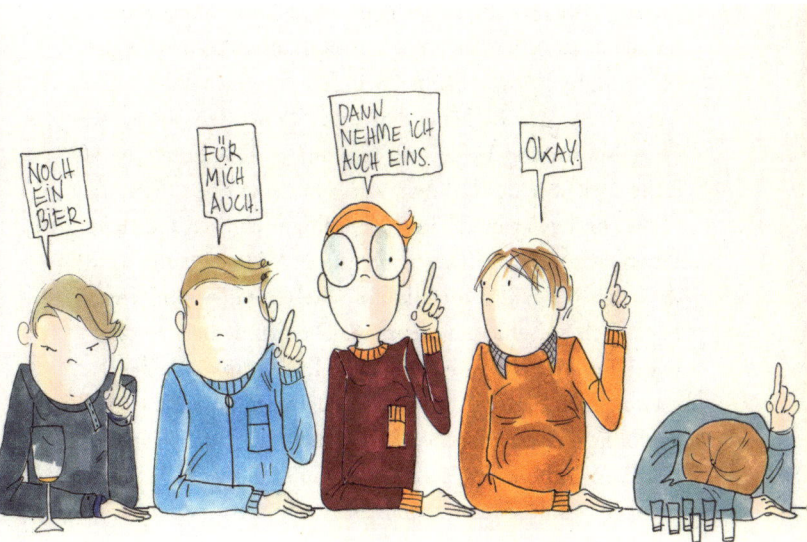

Manche Reize, die auf uns einwirken, tun das mit großer Intensität und für jedermann sichtbar. Bei anderen wiederum kämen wir nicht einmal im Traum auf die Idee, dass es sich überhaupt um Reize handelt. So oder so gilt: Wir sind derart manipulationsanfällig, dass wir uns nur auf eines verlassen können, nämlich unser irrationales Verhalten. Wie oft wir das Steuer in Essensangelegenheiten aus der Hand geben, wissen wir aus den vorangegangenen Kapiteln. Dass sich das Gewicht des Kellners auf unsere Entscheidungen auswirkt, dürfte also niemanden mehr überraschen.

Im Rahmen einer Studie nahmen Wissenschaftler in sechzig verschiedenen amerikanischen Restaurants die Interaktion zwischen Kellnern und Restaurantbesuchern unter die Lupe. Aufgezeichnet wurden der geschätzte Body-Mass-Index der Bedienenden und Speisenden sowie die Bestellungen von Essen und Getränken. Das Ergebnis: Je höher der BMI des Kellners war, desto mehr bestellten die Gäste, und zwar unabhängig von ihrem eigenen Gewicht. Übergewichtige Kellner erhöhten die Wahrscheinlichkeit, dass sich die Gäste für alkoholische Getränke und einen Nachtisch entschieden, deutlich. Die Studienleiter erklärten dieses Verhalten mit der »sozialen Norm«, die die Bedienung setze. Kurz: Sie ist der Maßstab. Ist sie dick, ist es völlig okay, sich selbst den Bauch vollzuschlagen. Ist sie dünn, achten wir genauer auf unsere eigene Verzehrmenge. Dünne Bedienungen sind demnach das personifizierte schlechte Gewissen.

Stärker noch als das Gewicht des Kellners beeinflusst uns aber das Essverhalten der anderen am Tisch. Sitzen wir mit einer Gruppe zusammen, deren Mitglieder ihr Essen eilig hinunterschlingen, passen wir uns automatisch dem Tempo an. Bestellen die anderen eine Apfelsaftschorle, nimmt man von einem Bier lieber Abstand. Ist unser Gegenüber dick, essen wir mehr. Wenn der Kellner übrigens jede einzelne Person nach ihren Wünschen fragt, erhöht dies die Wahrscheinlichkeit, dass sich alle am Tisch für ein Gericht derselben Menükategorie entscheiden. »Menschen wollen sich zwar voneinander unterscheiden – aber nicht zu sehr«, sagt Brenna Ellison von der University Illinois. Wir wollen in die Gruppe passen und nicht aus der Reihe fallen. Deshalb essen wir in Gesellschaft auch mehr als allein. In der Psychologie wird diese unbewusste Neigung, fremde Verhaltensweisen zu imitieren, auch als »Chamäleon«-Effekt bezeichnet. Woody Allen spitzt diesen Effekt in seinem Film *Zelig* satirisch zu. Den opportunistischen Protagonisten Leonard Zelig stattete er dafür mit chamäleonartigen Fähigkeiten aus: Trifft Zelig auf Schwarze, färbt sich seine Haut dunkel, hält er sich in der Gegenwart korpulenter Personen auf, wölbt sich sein Bauch.

Ein weiteres Beispiel: Dan Ariely und ein Kollege, die in die Rolle von Kellnern geschlüpft waren, offerierten ahnungslosen Gästen einer Brauerei Freibier. Wählen konnten diese zwischen den Sorten Coppeline Amber Ale, Franklin Street Lager, India Pale Ale und Summer Wheat Ale. Gemeinsam mit dem Bier brachten die Wissenschaftler einen Fragebogen, auf dem die Gäste angeben sollten, ob sie das Bier mochten und ob sie die Wahl bereuten. Nicht alle Gäste bestellten laut, einige mussten ihre Wünsche notieren. Es stellte sich heraus, dass jene, die ihre Bestellung ausgesprochen hatten, die unterschiedlichsten Biersorten wählten – um ihrer Individualität Ausdruck zu verleihen. Dennoch waren sie am Ende weniger zufrieden mit ihrer Wahl als die, die sich still für eine Biersorte entscheiden durften. Mit einer Ausnahme: »Der erste in der Gruppe derjenigen, die laut bestellten, befand sich de facto in derselben Situation wie diejenigen, die ihre Wahl schriftlich trafen, da er unbelastet war durch die Meinung der anderen.« Mit dem Ergebnis, dass er am Ende zufriedener als die anderen Personen der Gruppe war. Die Menschen, so Ariely, insbesondere diejenigen mit einem großen Bedürfnis nach Einzigartigkeit, opferten oft ihren persönlichen Nutzen, um Nutzen in Form von Ansehen zu gewinnen. Kurz: Um gut dazustehen, machen sie Abstriche bei ihrer Wahl.

In anderen Kulturen, wo Individualismus nicht erstrebenswert ist, stellte Ariely das gegenteilige Verhalten fest, zum Beispiel in Hongkong: »Dort wählten die Probanden beim Bestellen in der Öffentlichkeit zwar auch Dinge, in diesem Fall Gerichte, die sie nicht so gerne mochten wie die, die sie im Stillen wählten, aber hier wählten sie dabei dasselbe wie die erste Person in der Gruppe.«

Fazit: Gehen Sie in Kneipen mit korpulenten Kellnern, wenn Sie mal wieder richtig schlemmen wollen. Die Kellner werden Ihnen die Wahl des kalorienreichsten Nachtischs erleichtern. Ansonsten gilt: Lassen Sie sich bei der Bestellung nicht zu sehr von Ihren Freunden beeinflussen. Legen Sie sich so rasch wie möglich auf ein Gericht fest!

DIE SCHMATZ- UND SCHLÜRFPHOBIE

Woran Sie merken,
ob Sie ein Misophoniker sind

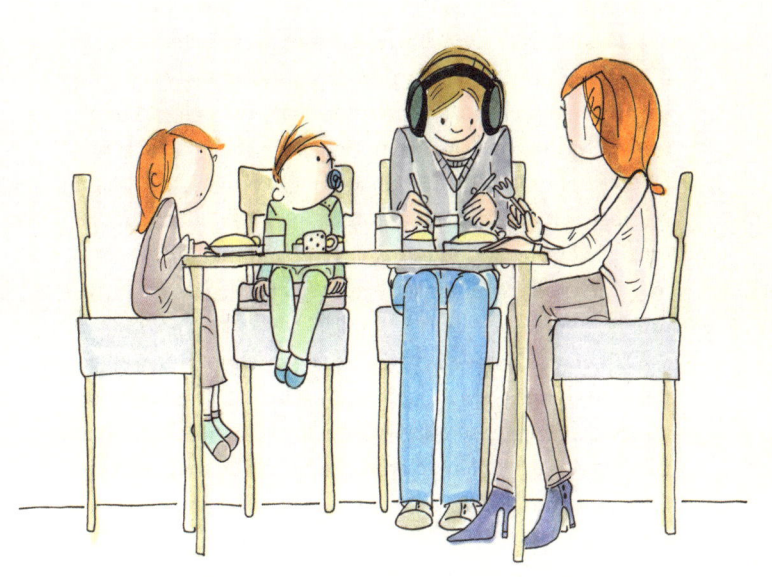

Treibt es Sie schier in den Wahnsinn, wenn Ihr Sitznachbar im Zug geräuschvoll einen Apfel isst? Falls ja, leiden Sie wahrscheinlich unter einer Essgeräuschintoleranz, einer Form der Misophonie, des »Hasses auf Geräusche«. Allein sind Sie damit nicht: Einer Studie der Universität in Tampa zufolge könnte jeder Fünfte mehr oder minder stark von der Geräuschintoleranz betroffen sein. Die Neurowissenschaftler Pawel und Margaret Jastreboff erforschen dieses Phänomen, dem sie auch seinen Namen gegeben haben, seit den 1990er Jahren und berichten von einer starken Abneigung gegen bestimmte, typische Geräusche, darunter Kaugeräusche, das Quietschen von Kreide an einer Tafel oder das Ticken einer Uhr. Diese selektive Geräuschintoleranz hat ihre Wurzeln meist in der Kindheit und beruht auf negativen, mit einem ganz bestimmten Geräusch verknüpften Erfahrungen. Schmatzen, Schlürfen, Kieferknacken – für Misophoniker ist das ein wahr gewordener Albtraum mit heftigen körperlichen Reaktionen wie Herzklopfen, innerer Unruhe und muskulärer Anspannung. Hinzu kommen mehr oder minder stark ausgeprägte aggressive Phantasien.

Darf man jemanden bitten, leiser zu essen, nur weil einem die Geräusche auf die Nerven gehen? Darf man nicht, sagen die Experten. Es liege nämlich an einem selbst, wenn fremdverursachte (Ess-)Geräusche zur Hölle werden. Konkret hieße das, ruhig zu bleiben oder sich einen anderen Sitzplatz zu suchen. Doch wer will schon gerne im Zug »Reise nach Jerusalem« spielen. Außerdem wird überall im öffentlichen Raum gekaut, und sei es nur auf einem Kaugummi. Für eine Zugfahrt sind geräuschabschottende

Kopfhörer die erste Wahl, am heimischen Familientisch dürfte deren Gebrauch nicht gut ankommen.

Bei der Misophonie existieren individuelle Abstufungen. In einem Selbsteinschätzungsfragebogen von Guy Fitzmaurice vom Misophonia-Zentrum in London reicht die Skala von null (»ich kenne das auslösende Geräusch, habe aber keine Reaktion«) bis zehn (»ich verletze mich selbst oder andere«). Ausprägungsstufe vier bedeutet: »Ich fühle mich derart gestört, dass ich meinen Mitmenschen die Meinung sage.«

Schmatzen soll Umfragen zufolge zudem ein häufiger Trennungsgrund sein. Wer seinen Partner nicht verlieren und den quälenden Geräuschen dennoch ein Ende setzen will, muss sich selbst ändern. Durch Entspannungsübungen oder kognitive Verhaltenstherapie kann man die Empfindlichkeit der eigenen Ohren senken. Verhaltensforscher und Buchautor Thomas H. Dozier schlägt vor, sich Misophonie als konditioniertes Verhalten vorzustellen, bei dem der akustische Reiz zunächst eine körperliche Reaktion auslöst und diese dann das Wutgefühl verursacht. Dieses Reiz-Reaktion-Muster, so der Wissenschaftler, könne man mit einer Gegenkonditionierung in den Griff bekommen. Der Betroffene wird dafür dem Hassgeräusch nur kurz ausgesetzt, und zwar in einer angenehmen Situation und in geringer Lautstärke. In kontrollierten Schritten werden Dauer und Lautstärke erhöht. So lerne man mit der Zeit, die Geräusche zu ertragen. Hoffentlich – denn ein Apfel lässt sich beim besten Willen nicht geräuschlos verzehren. Soll er auch nicht, ein lautes Krachen beim Abbiss intensiviert das Geschmackserlebnis und steht für Frische.

ALL YOU CAN EAT

Warum Sie besser mit dem Rücken
zum Buffet sitzen sollten

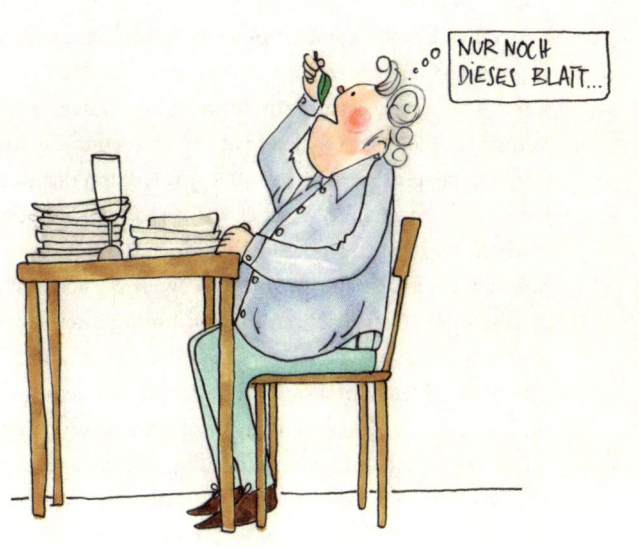

Der Inhaber einer großen Kette chinesischer All-you-can-eat-Buffets im Mittleren Westen Amerikas verzweifelte an seinen Kunden. Hatten diese erst einmal zu essen begonnen, hörten sie nicht mehr auf. Magisch vom Buffet angezogen, luden sie sich die Teller übervoll und vertilgten riesige Mengen. Offenbar interpretierten sie das All-you-can-eat-Angebot als Kampfansage. Instinktiv isst der Mensch wie einst in der Steinzeit auf Vorrat. Der Kette setzte diese Völlerei wirtschaftlich zu. Sie musste ein Ende haben.

Wie aber bringt man Menschen dazu, ein All-you-can-eat-Buffet nicht zu stürmen, sondern Contenance zu bewahren und maßvoll zu essen?

An dieser Stelle kommt ein weiteres Mal Brian Wansink von der Cornell University in New York ins Spiel. An ihn wandte sich der Restaurantbesitzer mit der Bitte um Hilfe. Wansinks Team nahm den Auftrag an – und agierte im Grunde wie eine permanent über den Köpfen der Kunden kreisende Drohne. »Wir haben ihr Verhalten jede Sekunde studiert, und zwar von dem Moment an, als sie das Restaurant betraten. Wie und wohin bewegten sie sich, wo nahmen sie Platz, was machten sie mit ihrem Jackett, was mit ihrer Serviette?«, beschrieb Wansink das strategische Vorgehen in einem Interview. Jedes, wirklich jedes Detail zählte, auch der Körperumfang der Kunden. Wie viele von ihnen waren schlank, wie viele füllig, wie viele fett? Und: Wie war es überhaupt möglich, dass der eine All-you-can-eat-Liebhaber schlank blieb, während der andere ein Kilo nach dem nächsten zunahm? Wansink interessierte sich für die Psychologie hinter dem Konsum.

Schnell fiel den Beobachtern auf, wie unterschiedlich

sich die einzelnen Gäste verhielten. Während die schlankeren Personen häufiger zu kleinen Tellern und Stäbchen griffen, entschieden sich die korpulenteren Personen in der Regel für große Teller und Besteck. So weit, so erwartbar. Doch die Schlanken nahmen auch mit dem Rücken zum Buffet Platz, die Korpulenten nahmen es ins Visier. Kein Nachschubholer entging ihnen, und jeder, der das Buffet ansteuerte, löste den Impuls aus, dasselbe zu tun. Man könnte ja zu kurz kommen. Während die Schlanken das Essen genau betrachteten, das Buffet »erkundeten« und mindestens einmal drum herumgingen, eilten die Korpulenten schnurstracks auf die Essenslandschaft zu und bedienten sich scheinbar wahllos. Sie kauten außerdem, so Wansink, pro Bissen elf bis zwölf Mal, die schlankeren Personen etwa vierzehn Mal. Man fragt sich, wie nah Wansinks Spione den Zielpersonen für diese Erkenntnis kommen mussten.

Sein Rat an den Besitzer der Kette: eine Aufrüstung des Stäbchenbestands. Das Geschirrsortiment sollte hauptsächlich aus kleinen Tellern bestehen und jeder Gast so weit weg wie irgend möglich vom Buffet plaziert werden. Am besten, er kann es überhaupt nicht sehen. Was die Einrichtung betrifft, gilt deshalb: Paravents, die das Essen abschirmen, müssen her! Wer aus dem Augenwinkel verführerische, nur wenige Schritte entfernt aufgetischte Speisen sieht, deren Duft auch zu einem hinüberweht, der isst, ob er satt ist oder nicht, einfach weiter. Was ohne größeren Aufwand zu haben ist, wird verspeist.

Das Verzehren ohne großes Nachdenken hat freilich eine lange Geschichte, bereits die alten Römer schätzten kuli-

narische Orgien. Der Philosoph Seneca sprach von einem
»unersättlichen Schlund« der genusssüchtigen Esser, die
so bequem waren, dass sie am liebsten nur noch den Mund
aufgehalten hätten wie junge Vögel ihre Schnäbel. Bei Tisch
lehnten sie ihre trägen Körper faul zurück und übernahmen
immer weniger Handgriffe, die sie stattdessen Köchen und
Dienern überließen. Anwesende Sklaven »entgräteten die
Fische, öffneten die Muschelschalen und entfernten die
Knochen – eine neue Sitte, die Seneca zu dem sarkastischen
Kommentar herausforderte, er rechne damit, dass man die
Speisen demnächst vorgekaut serviere, da der Koch ja jetzt
schon die Aufgabe der Zähne übernommen habe«, heißt
es in dem Buch *Das römische Gastmahl. Eine Kulturgeschichte.* Hoch im Kurs stand bei den Feinschmeckern
der neronischen Zeit im Übrigen »ein Gericht aus Venus-
muscheln, ausgelösten Austern, entgräteten Meerbarben,
Krammetsvögeln und Seeigeln – eine Mischung, die zu guter Letzt noch mit einer einheitlichen Soße übergossen
wurde«.

Fazit: Essen ohne Sinn und Verstand zieht sich durch die
Geschichte, womit wir zurück bei der Völlerei im Mittleren
Westen wären. Der Besitzer der chinesischen Restaurant-
kette sah seine Buffets plötzlich mit neuen Augen. Anstatt
sein Speisenangebot zu überdenken, beherzigte er Wansinks
Ratschläge. Auf diese Weise soll er jährlich Kosten von
38 000 Dollar pro Restaurant eingespart haben.

DER PERFEKTE CHIP

Von der Wissenschaft
der Kartoffelscheiben

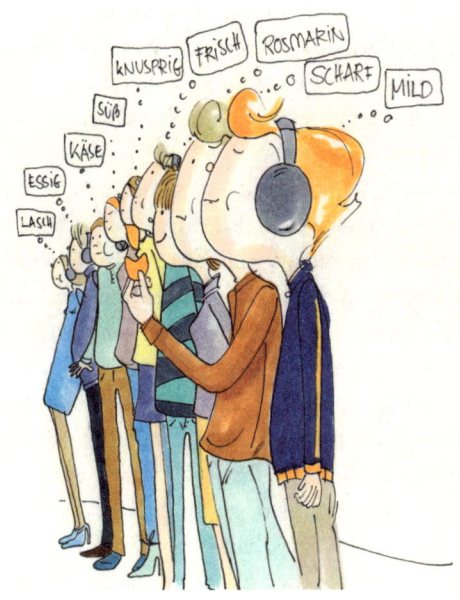

Die Sache mit den Chips nahm im Sommer 1853 recht unspektakulär in einem kleinen Restaurant des Erholungsortes Saratoga im Staate New York ihren Anfang. Dort arbeitete der Koch George Crum, dessen Schwester versehentlich eine sehr dünn geschnittene Kartoffelscheibe in einen Topf mit siedend heißem Öl fallen ließ. Das Ergebnis war ein knusprig braun frittierter Kartoffelchip, der von Crum für so gut befunden wurde, dass er sofort mit der Produktion größerer Mengen begann. Die Restaurantgäste waren begeistert.

Einer anderen Überlieferung zufolge briet der Koch auf Wunsch des Millionärs und Handlungsreisenden Cornelius Vanderbilt hauchdünne »Bratkartoffeln« und salzte sie kräftig. Ganz und gar köstlich fand der Gast die »Saratoga Chips« und schwärmte landauf, landab von der Entdeckung.

Wie auch immer sich die Geschichte in Wahrheit zugetragen hat, verglichen mit der heutigen Chipsproduktion sind beide Versionen verblüffend unkompliziert. Mittlerweile beschäftigen sich Heerscharen von Produktdesignern mit dem Snack. Mehr noch als die vielen verschiedenen Geschmacksrichtungen – Honig, Essig, Käse, Zwiebel, Barbecue, Rosmarin, Rote Beete, Apfel und so weiter – hätte den Erfinder vermutlich der Aufwand verwundert, der für die Beschaffenheit der Chips betrieben wird, die auch in etlichen Varianten (glatt, gerieffelt, dick, dünn, hauchdünn etc.) vorliegen. Wozu?, hätte sich Crum vielleicht gefragt. Die Antwort: weil die Geräusche, die die Chips im Mund verursachen, mitverantwortlich dafür sind, wie gut wir sie finden. Zunächst geht es darum, den idealen »Abriss« zu ermitteln. Dieses Geräusch beim Hineinbeißen soll ein Gefühl von Qualität und Frische vermitteln. Damit das der Fall ist, wird am Rezept, der Konsistenz, der Größe, Dicke und der Backtemperatur so lange gefeilt, bis die Lautstärke und die Dynamik stimmen.

Doch in welchem Umfang sind diese Biss- und Kaugeräusche entscheidend für das Geschmackserlebnis? Charles Spence ließ im Jahr 2004 in einer schallisolierten Kammer Probanden Chips der Marke Pringles vor einem Mikrophon probieren. Die eigenen Kaugeräusche, die die Probanden über Kopfhörer empfingen, dienten als Grundlage der schriftlichen Bewertung jedes einzelnen Chips. War das Geräusch laut und hoch, bescheinigten die Teilnehmer den Chips größere Frische. Was allerdings niemand wusste: Spence modifizierte die Töne künstlich, er verstärkte oder dämpfte sie. Nachdem die Teilnehmer an die 200 Chips der gleichen Sorte und des gleichen Frischegrades probiert hatten (die sie wieder ausspuckten und den Mund mit Wasser reinigten), wurden sie nach Unterschieden in Wahrnehmung und Bewertung der Chips befragt. Die Auswertungsbögen ergaben, dass sich das Geschmackserlebnis je nach Lautstärke und Tonhöhe deutlich unterschied: von knusprig zu lasch, von frisch zu weniger frisch.

Sogar das Rascheln der Chipstüte beeinflusst den Frische-Eindruck. Dass man dabei allerdings auch übers Ziel hinausschießen kann, zeigt der Fall eines texanischen Snackherstellers, der eine, immerhin, recycelbare Chipstüte entwickelte, die mit mehr als 90 Dezibel so laut knisterte wie ein Rasenmäher. Es hagelte nicht nur massenhaft Beschwerden, die Verkaufszahlen der »Sunchips« brachen um fast

11 Prozent ein und stabilisierten sich erst wieder, als das Unternehmen die Verpackung (an der die Produktentwickler jahrelang gearbeitet hatten) gegen eine weniger laut raschelnde austauschten.

An all diese vermeintlichen Feinheiten verschwendete der Erfinder der Kartoffelchips George Crum offenbar keinen einzigen Gedanken. Er unterließ es sogar, für seine geniale Erfindung ein Patent anzumelden.

Fazit: Es gibt auch schöne Essgeräusche – solange man sie selbst erzeugt.

WOFÜR SCHNEIDEZÄHNE EIGENTLICH DA SIND

Und weshalb Sie Gabeln mit Vorsicht begegnen sollten

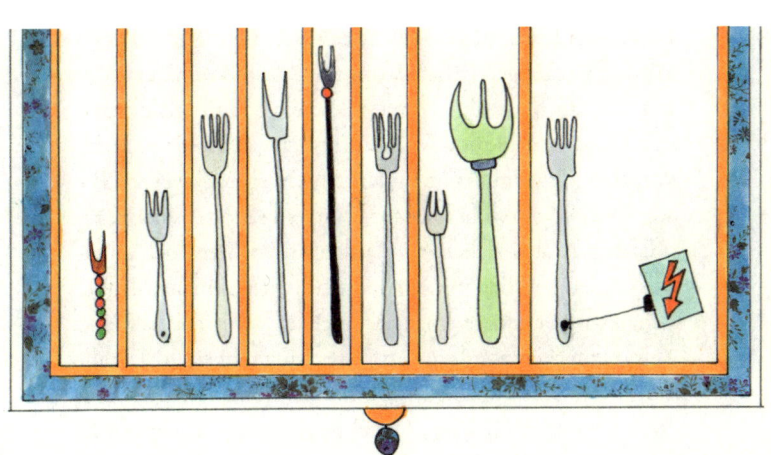

Wie schmeckt Elektrizität? Nun, niemand würde freiwillig einen unter Strom stehenden Weidezaun mit seiner Zunge berühren, schließlich sind die Schläge, die man dabei als Kind davongetragen hat, unvergessen. Letzten Endes ist aber auch der Einsatz von Elektrizität eine Frage der Dosierung. Die Japanerin Hiromi Nakamura sieht das genauso und hat eine elektrische Gabel entwickelt. »Wir entwickeln Geräte, die der Zunge einen elektrischen Stimulus zufügen. Und erfinden hierdurch eine Art virtuellen Geschmack.«

Nakamura vergleicht Geschmack, der durch elektrische Stimulation auf der Zunge entsteht, mit Tönen, die im Ohr hervorgerufen werden. Beides seien Schwingungen, die sich künstlich erzeugen ließen, womit wir das Terrain der sogenannten Tech-Cuisine betreten, die die Schnittstellen zwischen Technologie und Essen untersucht. »Mit dieser Form von Food-Hacking können wir den Geschmack echten Essens virtuell abmildern oder verstärken«, sagt Nakamura. »Es mag zwar aussehen, als würden wir kochen, doch arbeiten wir letztendlich mit den menschlichen Sinnen.« Dabei geht es nicht um technische Spielereien für gelangweilte Feinschmecker, sondern um neue Möglichkeiten, Ernährungsprobleme zu lösen, wie einen zu hohen Salzkonsum. Wer mit der elektrischen Gabel speist, kann auf das Nachsalzen verzichten. Elektrizität schmeckt nämlich nicht nur prickelnd wie Champagner, sie erhöht auch die Intensität der salzigen Geschmackswahrnehmung – oder verringert sie, je nach Wunsch.

Dass die Gabel unter den Esswerkzeugen eine Sonderrolle innehat, ist nicht neu. Während Messer und Löffel von Anbeginn zur Koch- und Esskultur dazugehörten, das

Messer als Faustkeil zum Zerteilen von Fleisch, der Löffel in Form von Muschel- oder Pflanzenschalen zum Schöpfen von Flüssigkeiten, und sich lediglich in Form und Material unterschieden, ist die Gabel eine vergleichsweise junge Erfindung. Auch wenn wir sie mittlerweile als Kuchengabel, Fischgabel, Pommesgabel, Salatgabel, Fleischgabel und Cocktailgabel kennen, war sie lange Zeit heftig umstritten. Zum Essen benutzte man lieber, wie in weiten Teilen der Welt noch immer üblich, die Finger. Allenfalls »zum Herübernehmen des Fleisches von der Platte« war die Gabel in Gebrauch, schrieb Erasmus von Rotterdam über die Tischsitten um 1500. Es bestand eine regelrechte Aversion gegen Gabeln. Sie zu benutzen galt als »weibisches Geziere und sinnloses Getue«. So wurden denn auch die ersten »Gäbelchen« in italienischen und französischen Adelskreisen für Konfekt und Obst benutzt. Heinrich III. brachte sie schließlich im 16. Jahrhundert nach Frankreich. Seine Höflinge wurden wegen ihrer »affektierten« Art zu essen verspottet. »Man erzählte, dass die Hälfte der Speisen auf dem Wege der Gabel vom Teller zum Mund wieder herunterfiel«, schreibt Norbert Elias in seinem Werk *Über den Prozess der Zivilisation*. Dass man mit einer Gabel nicht auf seinem Teller stochert, sie nicht zu tief in den Mund steckt und sie beim Gestikulieren besser aus der Hand legt, gehört zu den Grundlagen der Tischmanieren. Der Weg dorthin jedoch »musste von der Gesellschaft als Ganzer erst mühsam und langsam erworben und durchformt werden«.

Mit der Einführung von Gabel und Tafelmesser vor etwa 250 Jahren veränderten sich indes nicht nur die Tischsitten, auch unser Gebiss reagierte auf die neue Art des Essens.

Charles Loring Brace, ein amerikanischer Anthropologe, schien besessen davon zu sein, herauszufinden, wie es menschheitsgeschichtlich zum Überbiss kam. »Brace«, schreibt Bee Wilson in ihrem Buch *Am Beispiel der Gabel*, »vermutet, dass die Nahrungsaufnahme in vormodernen Zeiten hauptsächlich nach der von ihm so genannten Methode des ›Reinstopfens und Abschneidens‹ erfolgte.« Man ergreift dafür zunächst die Nahrung mit der Hand, schiebt sich das überstehende Ende in den Mund und hält es mit den Zähnen fest. »Zuletzt reißt man den Hauptteil des Bissens ab, indem man entweder kräftig daran zieht oder ihn abschneidet.« Der wahre Zweck der Schneidezähne sei nicht das Schneiden, sondern das Umklammern der Speisen im Mund. Brace schreibt: »Ich hege den Verdacht, dass die Schneidezähne, sollten sie vom Zeitpunkt des Durchbruchs an mehrmals täglich auf diese Weise verwendet werden, normalerweise in die Position des geraden Bisses rücken.«

In der Tech-Cuisine ist die Gabel, Schneidezähne hin oder her, sehr beliebt. Nehmen wir die sogenannte Aromagabel: Sie verfügt über eine kleine kreisförmige Aussparung im Mundteil, in die sich eine Art Löschpapier einlegen lässt, worauf man eine Auswahl verschiedener Aromen, darunter Basilikum, Minze, Trüffel, Banane, Zimt und Kokos, träufeln kann. So schmecken Pommes plötzlich nach Zimt, und das Steak hat einen eigenartigen Bananengeschmack.

Fazit: Sollte die Aromagabel demnächst auch noch elektrisch werden und das »Champagner-Huhn« salziger, ist die Zeit reif, wieder einmal mit den Fingern zu essen.

SCHLAF DICH SCHLANK

Wie Bettruhe Sie satt machen kann

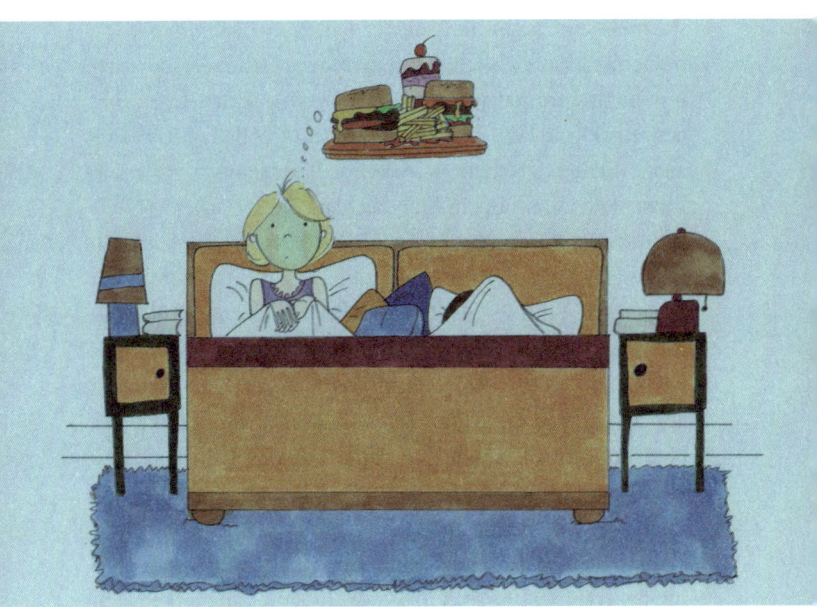

Im Schlaf laufen alle Fäden des Tages zusammen. Im Schlaf entscheidet sich, was der nächste Tag bringen wird, ob wir ihm aus müden oder wachen Augen entgegenblicken. Ein gutes Drittel unserer Lebenszeit verbringen wir im Bett, verlängerte Schlafzeiten im Urlaub eingeschlossen. Wir leben zwar nicht, um zu schlafen, aber wie wir uns betten, wie wir ein- und durchschlafen, so leben wir. Zwischen fünf und neun Stunden Schlaf sollten es sein, inklusive Dösen. Jede Art von Zwangsvorstellungen wie »Schäfchen zählen« sind als Einschlafhilfe kontraproduktiv, weil sie unser Gehirn mehr belasten als entlasten. Der Volksmund rät zu wärmenden Socken und heißer Milch mit Honig, worauf manche tatsächlich schwören. Mit der Nachtruhe ist es damit nicht automatisch getan. Wer vorher einen Liter Bier runtergekippt hat, dem wird die heiße Milch mit Honig auch nicht weiterhelfen. Alkohol beschleunigt zwar das Einschlafen, ist aber ein Durchschlafkiller.

Auf den Punkt brachte es Brillat-Savarin: »Gleichgültig, ob der Mensch ruht, schläft oder träumt, er steht immer unter dem Einfluss der Gesetze der Ernährung und kann niemals das Reich der Gastronomie verlassen.« Qualität und Quantität der Nahrung wirkten sich ganz entscheidend auf die Arbeit, die Ruhe, den Schlaf und die Träume aus. Nahrungsmittel, zu denen Brillat-Savarin vor dem Einschlafen rät, sind Milchspeisen, Geflügel, die Krautpflanze Portulak und ganz besonders Renette-Äpfel wie Cox Orange. »In der Regel führen alle leicht erregenden Speisen zu Träumen. Es sind dies insbesondere die dunkelroten Fleischsorten, Täubchen, Enten, Wild und vor allem Hasen. Diese Eigenschaft wird ebenfalls dem Spargel, dem Sellerie, den Trüffeln, den parfümierten Süßigkeiten und ganz besonders der Vanille zuerkannt.«

Abends eine Schweinshaxe zu essen bedeutet, sich im Bett garantiert hin und her zu wälzen und nicht einschlafen zu können. Ist das Einschlafen gelungen, bleibt die Erholung trotzdem auf der Strecke, weil der Fettgehalt des Abendessens nicht nur die Einschlafphase erschwert, sondern die Nachtruhe insgesamt. Wie schnell sich der Schlaf stören lässt, überraschte selbst Forscher, die eine kleine Studie durchgeführt hatten. Die Teilnehmer waren zwischen 30 und 45, normalgewichtig, gesund und schliefen pro Nacht zwischen sieben und neun Stunden. In den ersten von insgesamt fünf Tagen im Schlaflabor wurde ihnen ballaststoffreiche Nahrung serviert und vor allem wenig gesättigte Fettsäuren. Um einzuschlafen, benötigten die Frauen und Männer im Schnitt siebzehn Minuten. Am letzten Tag durften die Probanden schließlich essen, worauf sie Lust hatten. Auf Gesundes offenbar nicht. Der Anteil der Ballaststoffe sank, der von Fett und Süßem stieg. »Schon ein einziger Tag mit größerem Fettverzehr und weniger Ballaststoffen beeinflusste die Schlafmuster«, so die Leiterin der Studie. Das Einschlafen dauerte plötzlich neunundzwanzig Minuten. Wäre diese lange Zeitspanne die einzige negative Seite der Völlerei, könnte man vielleicht darüber hinwegsehen. War sie aber nicht. Der langsamwellige, für die Erholung des Gehirns so wichtige Schlaf wurde ebenfalls in Mitleidenschaft gezogen.

Nicht nur, was wir essen, beeinflusst unsere Schlafqualität, sondern auch, wie wir schlafen, beeinflusst, was wir essen. Verkürzt könnte man sagen: Je kürzer die Nächte, desto dicker der Bauch. Zu wenig Schlaf macht hungrig und vermindert die Selbstkontrolle. Der Schlafforscher Jürgen Zulley erklärt es folgendermaßen: Das Hormon Leptin »wird im Schlaf ausgeschüttet und signalisiert dem Körper, dass er satt ist. Nur so schafft er es, zehn Stunden lang ohne Nahrung auszuhalten, das würde er tagsüber niemals durchhalten.« Schliefen wir nicht, zu kurz oder nur schlecht, käme der Gegenspieler des Leptins, das Ghrelin, zum Zuge. Und dieses Hormon führe zu einem Hungergefühl.

Forscher vom New York Obesity Nutrition Research Center schoben in einem Versuch ausgeschlafene und unausgeschlafene Probanden in einen Computertomographen. Während die Versuchsteilnehmer in der Röhre lagen, wurden ihnen Bilder von Nahrungsmitteln gezeigt. Das Belohnungssystem der Kurzschläfer (die in den vergangenen Tagen pro Nacht nur vier Stunden Schlaf bekamen) reagierte deutlich stärker auf die Bilder als das der Normalschläfer (neun Stunden).

Menschen, die am offenbar auch genetisch bedingten Nachtesser-Syndrom leiden, können, wie der Name bereits verrät, selbst nachts nicht abstinent sein und plündern von Heißhungerattacken geplagt ihren Kühlschrank, während andere schlafen. Wer wenig schläft, bei dem wird jedenfalls auch wenig Leptin ausgeschüttet. Forschungen der University of Pennsylvania bestätigen den Zusammenhang zwischen Hunger und Schlafdauer. Die Wissenschaftler, die das Essverhalten von Normalschläfern, Langschläfern und Kurzschläfern untersuchten, stellten fest, dass die Kurzschläfer die höchste Kalorienzufuhr aufwiesen und zudem

weniger Vitamin C zu sich nahmen als Normal- und Lang-
schläfer.

Fazit: Stellen Sie den Wecker ruhig mal eine halbe Stunde
später als gewöhnlich – ausgeschlafen treffen Sie die klügere
Essensentscheidung.

LITERATURVERZEICHNIS

DER CHILI-CHARAKTER

Caterina, M.J. u.a. (1997), »The capsaicin receptor: a heat-activated ion channel in the pain pathway«, *Nature*, 23.10.1997, Bd. 389, S. 816–824.

Byrnes, N.K. und J.E. Hayes (2013), »Personality factors predict spicy food liking and intake«, *Food Quality and Preference Journal*, 1.4.2013, Bd. 28 (1), S. 213–221.

Byrnes, N.K. und J.E. Hayes (2015), »Gender differences in the influence of personality traits on spicy food liking and intake«, *Food Quality and Preference Journal*, 1.6.2015, Bd. 42, S. 12–19.

Albrecht, H. (2015), *Schmerz – Eine Befreiungsgeschichte*, Pattloch, München.

»People with a ›sweet tooth‹ have sweeter dispositions«, *Science Daily*, 23.11.2011, North Dakota State University.

Meier, B.P. u.a. (2012), »Sweet taste preferences and experiences predict prosocial inferences, personalities, and behaviors«, *Journal of Personality and Social Psychology,* Jan. 2012, Bd. 102 (1), S. 163–174.

Lemke, H. (2011), »Der Mensch ist, was er isst. Ludwig Feuerbach als Vordenker der Gastrosophie«, *Epikur Journal für Gastrosophie*, 01/2011.

Rozin, P. und D. Schiller (1980), »The nature and acquisition of a preference for chili pepper by humans«, *Motivation and Emotion*, März 1980, Bd. 4, Nr. 1, S. 77–101.

DER FOOD-RADIUS

Wansink, B. (2014), *Slim By Design*, Harper Collins Publishers, New York, S. 8–10.

Bernd Maier, Florian Niedermeier, Nikolaus Driessen gründeten im Jahre 2010 die Markthalle Neun, Berlin-Kreuzberg.

Winterhalder, B. und E. A. Smith (Hg.) (1981), *Hunter-Gatherer Foraging Strategies: Ethnographic and Archeological Analyses*, University of Chicago Press, Chicago.

PRÄNATALE PRÄGUNG

Spieler, M. (2014), »When a Food Writer Can't Taste«, *New York Times*, 11.1.2014.

Proust, M. (2004), *Unterwegs zu Swann. Auf der Suche nach der verlorenen Zeit*, Band 1, 7. Auflage, Suhrkamp Verlag, Frankfurt am Main.

Rosenblum, L. (2011), *See What I'm Saying: The Extraordinary Powers of Our Five Senses*, W. W. Norton & Company, New York, London.

Mennella, J. A. u. a. (2001), »Prenatal and Postnatal Flavor Learning by Human Infants«, *Pediatrics*, Jun. 2001, Bd. 107 (6).

Nooteboom, C. (1985), *Rituale*, Suhrkamp Verlag, Frankfurt am Main.

Hartmann, A. (1994), *Zungenglück und Gaumenqualen: Geschmackserinnerungen*, C. H. Beck, München.

NUDGING

Wansink, B. (2014), *Slim By Design*, Harper Collins Publishers, New York.

Thaler, R. H. und C. R. Sunstein (2009), *Nudge: Wie man kluge Entscheidungen anstößt*, Econ Verlag, Berlin.

Kroese, F. M. u. a. (2015), »Nudging healthy food choices: a field experiment at the train station«, *Journal of Public Health Advance Access*, 17.6.2015, S. 1–5.

Mühl, M. (2015), »Wie Google das Gewicht seiner Mitarbeiter kontrolliert«, *Frankfurter Allgemeine Zeitung, Blog Food Affair*, 3.6.2015.

GESCHMACK: AUCH EINE SACHE DER GENE

Bartoshuk, L. (1993), »The biological basis of food perception and acceptance«, *Neuroscience*, Bd. 4, Nr. 1–2, S. 21–32.

Breslin, P. (2013), »An Evolutionary Perspective on Food and Human Taste«, *Current Biology*, Bd. 23, Nr. 9, 6.5.2013, S. 409–418.

Behrens, M., W. Meyerhof u. a. (2013), »Genetic, Functional, and Phenotypic Diversity in TAS2R38-Mediated Bitter Taste Perception«, *Chemical Senses*, Bd. 38, Nr. 6, S. 475–484.

Hayes, J. u. a. (2015), »Quinine Bitterness and Grapefruit Liking Associate with Allelic Variants in *TAS2R3*«, *Chemical Senses,* Bd. 40, Nr. 6, S. 437–443.

Breslin, P., M. C. Campbell, S. A. Tishkoff u. a. (2011), »Evolution of Functionally Diverse Alleles Associated with PTC Bitter Taste Sensitivity in Africa«, *Molecular Biology and Evolution*, PMID: 24177185.

Campbell, M. und A. S. Tishkoff (2010), »The Evolution of Human Genetic and Phenotypic Variation in Africa«, *Current Biology*, Bd. 20, Nr. 4, S. 166–173.

Davis, H. A. (2009), »Genetics study: Africans have keener sensitivity to bitter tastes«, *Penn Current*, 02/09.

Fox, A. L. und C. R. Noller (1932), »The Relationship between Chemical Constitution and Taste«, *Proceedings of the National Academy of Sciences USA*, Jan. 1932, Bd. 18 (1), S. 115–120.

DER ANANAS-IRRTUM

Von Engelhardt, D. und R. Wild (Hg.) (2005), *Geschmackskulturen: Vom Dialog der Sinne beim Essen und Trinken,* Campus Verlag, Frankfurt.

Reitmeier, S. (2013), *Warum wir mögen, was wir essen: Eine Studie zur Sozialisation der Ernährung,* transcript Verlag, Bielefeld.

Shepherd, R. und M. Raats (Hg.) (2010), *The Psychology of Food Choice,* Cabi Publishing, Wallingford.

Felser, G. (2015), *Werbe- und Konsumentenpsychologie,* Springer Verlag, Berlin, Heidelberg.

SCHLANK IN 30 TAGEN?

Rein, M., G. Zilberman-Schapira, L. Dohnalová, M. Pevsner-Fischer, R. Bikovsky, Z. Halpern, E. Elinav, E. Segal u. a. (2015), »Personalized Nutrition by Prediction of Glycemic Responses«, *Cell,* 19.11.2015, Bd. 163, S. 1079–1094.

Duhigg, C. (2012), *The Power of Habit: Why we do what we do and how to change,* William Heinemann, London.

Mann, T. (2015), *Secrets from the eating lab: The Science of Weight Loss, the Myth of Willpower, and Why You Should Never Diet Again,* Harper Wave, New York.

Fedoroff, I., J. Polivy und C. Herman (2003), »The Specificity of Restrained versus Unrestrained Eaters' Responses to Food Cues: General Desire to Eat, or Craving for the Cued Food?«, *Appetite,* 4.8.2003, Bd. 41 (1), S. 7–13.

KEINE ANGST VOR KOHLENHYDRATEN

Pollan, M. (2009), *Lebens-Mittel: Eine Verteidigung gegen die industrielle Nahrung und den Diätenwahn,* Arkana, München.

DER ROHKOST-IRRTUM

Wrangham, R. (2009), *Feuer fangen: Wie uns das Kochen zum Menschen machte – eine neue Theorie der menschlichen Evolution,* Deutsche Verlags-Anstalt, München.

Lévi-Strauss, C. (1976), *Mythologica I – Das Rohe und das Gekochte,* Suhrkamp Verlag, Frankfurt am Main.

Rosati, A. G. und F. Warneken (2015), »Cognitive capacities for cooking in chimpanzees«, *Proceedings of the Royal Society B,* London, Bd. 282, Nr. 1809.

Pellegrini, N. u. a. (2010), »Effect of different cooking methods on color, phytochemical concentration, and antioxidant capacity of raw and frozen brassica vegetables«, *Journal of Agricultural and Food Chemistry,* 14.4.2010, Bd. 58 (7).

Washburn, S. L. (Hg.) (2013), *Social Life of Early Man,* Routledge, New York.

Washburn, S. L. (Hg.) (2013), *Classification and Human Evolution,* Routledge, New York.

Washburn, S. L. (1958), »Evolution of human behavior«, in: A. Roe, G. G. Simpson (Hg.): *Behavior and Evolution.* Yale University Press, New Haven.

Kessler, D. (2012), *Das Ende des großen Fressens: Wie die Nahrungsmittelindustrie Sie zu übermäßigem Essen verleitet und was Sie dagegen tun können,* Goldmann Verlag, München.

Moss, M. (2014), *Das Salz-Zucker-Fett-Komplott: Wie die Lebensmittelkonzerne uns süchtig machen,* Ludwig Verlag, München.

Shepherd, G. M. (2013), *Neurogastronomy: How the Brain Creates Flavor and Why It Matters,* Columbia University Press, New York.

DIE UNHEALTHY = TASTY-INTUITION

Raghunathan, R., R. Naylor und W. Hoyer (2006), »The Unhealthy = Tasty Intuition and its Effects on Taste Inferences, Enjoyment, and Choice of Food Products«, *NA – Advances in Consumer Research*, Bd. 34, S. 349–400.

Witherly, S. A. (2007), *Why Humans Like Junk Food: The Inside Story on Why You Like Your Favorite Foods, the Cuisine Secrets of Top Chefs, and How to Improve Your Own Cooking Without a Recipe!*, iUniverse, Lincoln, NE.

Mai, R. und S. Hoffman (2015), »How to Combat the Unhealthy = Tasty Intuition: The Influencing Role of Health Consciousness«, *Journal of Public Policy & Marketing*, Bd. 34, Nr. 1, S. 63–83.

Sütterlin, B. und M. Siegrist (2015), »Simply adding the word ›fruit‹ makes sugar healthier: The misleading effect of symbolic information on the perceived healthiness of food«, *Appetite*, Bd. 95, 1.12.2015, S. 252–261.

Werle, C., O. Trendel und G. Ardito (2013), »Unhealthy food is not tastier for everybody: The ›healthy = tasty‹ French intuition«, *Food Quality and Preference*, Bd. 28 (1), S. 116–121.

MACHT IHR PARTNER SIE DICK?

Kaufman, J. C. (2014), *Kochende Leidenschaft*, UVK Verlagsgesellschaft, Konstanz, München.

Ob Ihr Partner Sie dick macht, hängt Forschern der Newcastle University zufolge vor allem von Ihrem Geschlecht ab:
http://www.weightlossresources.co.uk/healthy_eating/living_together.htm.

Leimgruber, W. (2005), »Zwischen Fasten und Völlerei. Essen und Trinken als Thema der Kulturwissenschaft«, Vortrag Science Lunch, Basel.

Brillat-Savarin, J. A. (1976), *Physiologie des Geschmacks*, Wilhelm Heyne Verlag, München.

DER SUPERMARKT

Lindstrom, M. (2012), *Brandwashed: Was du kaufst, bestimmen die anderen,* Campus Verlag, Frankfurt am Main.

Packard, V. (1959), *Die geheimen Verführer: Der Griff nach dem Unbewussten in jedermann,* Econ Verlag, Düsseldorf.

Dobelli, R. (2011), *Die Kunst des klaren Denkens: 52 Denkfehler, die Sie besser anderen überlassen,* Hanser Verlag, München.

DER PRIMING-EFFEKT

Wansink, B. (2014), *Slim by Design, Mindless Eating Solutions*, William Morrow & Company, New York.

Die aus Polen stammenden Gründer des Unternehmens Haägen Dazs: https://en.wikipedia.org/wiki/Reuben_and_Rose_Mattus.

Packard, V. (1957), *The Hidden Persuaders*, David McKay, New York.

Key, W. B. (1973), *Subliminal seduction*, Signet, Englewood Cliffs, NJ.

Karremans, J. C., W. Stroebe und J. Claus (2006), »Beyond Vicary's fantasies: The impact of subliminal priming and brand choice«, *Journal of Experimental Social Psychology*, Bd. 42, S. 792–798.

Aarts, H., A. Dijksterhuis und P. De Vries (2001), »On the psychology of drinking: Being thirsty and perceptually ready«, *British Journal of Psychology*, Bd. 92, S. 631–642.

Bargh, J. A., M. Chen und L. Burrows (1996), »Automaticity of social behavior: Direct effects of trait construct ad stereotype activation on action«, *Journal of Personality and Social Psychology*, Bd. 71, S. 230–244.

Kahneman, D. (2014), *Schnelles Denken, Langsames Denken*, Pantheon Verlag, München.

Mosack, K. (2012), *Motivating Healthy Diet Behaviours: Self-as-Doer Identity*, online unter http://www.academia.edu.

DER MARKETING-PLACEBO-EFFEKT

Riedl, J. (2013), »Der große Grand-Cru-Schwindel«, *Falstaff*, 07/13.

Parker, R. M. (2008), *Parker's Wine Buyer's Guide: The Complete, Easy-to-Use Reference on Recent Vintages, Prices, and Ratings for More than 8,000 Wines from All the Major Wine Regions*, 7. Aufl., Simon & Schuster, New York.

Hay, C. (2008), »When points mean prices«, *Decanter* (Time Inc UK), 08/08.

Weber, B. (2015), »Individual Differences in Marketing Placebo Effects: Evidence from Brain Imaging and Behavioral Experiments«, *Journal of Marketing Research*, DOI: 10.1509/jmr.13.0613.

Solomon, G. E. A. (1990), »Psychology of novice and expert wine talk«, *The American Journal of Psychology*, Bd. 103, pp. 495–517.

Kirby, T. (2015), »Robert Parker interview: The world's top wine critic on tasting 10,000 bottles a year, absurd drinking notes and New World wannabes«, *The Independent, Lifestyle Food and Drink*, 29.3.2015.

DAS TROPHY-KITCHEN-SYNDROM

Albala, K. (2015), *The SAGE Encyclopedia of Food Issues*, SAGE Publications, New York.

Meyer, N. (2003), *Was das Herz begehrt*, Film mit Jack Nicholson und Diane Keaton.

Die *New York Times* widmete sich 2007 dem Phänomen und machte gar eine neue Kulturkrankheit aus, die »Post-Renovierungs-Depression«. http://www.nytimes.com/2007/02/22/garden/22depression.html?_r=1.

Wansink, B. (2014), *Slim By Design*, Harper Collins Publishers, New York.

Collins, N. (2007), »Set Design: Something's Gotta Give«, *Architectural Digest Magazine*, 30.6.2007.

DIE MACHT DER RICHTIGEN FARBE

Spence, C. und B. Piqueras-Fiszman (2014), *The perfect meal: The multisensory science of Food and Dining*, John Wiley & Sons, New York.

Genschow, O., L. Reutner und M. Wanke (2012), »The color red reduces snack food and soft drink intake«, *Appetite,* Bd. 58, S. 699–702.

Piqueras-Fiszman, B., A. Giboreau und C. Spence (2013), »Assessing the influence of the colour/finish of the plate on the perception of the food in a test in an restaurant setting«, *Flavour,* Bd. 2, Nr. 24.

Piqueras-Fiszman, B., J. Alcaide, E. Roura und C. Spence (2012), »Is it the plate or is it the food? assessing the influence of the color (black or white) and shape of the plate on the perception of the food placed on it«, *Food Quality & Preference,* Bd. 24, S. 205–208.

Harrar, V. und C. Spence, »The taste of cutlery: how the taste of food is affected by the weight, size, shape, and colour of the cutlery used to eat it«, *Flavour,* 23.6.2013.

Van Ittersum, K. und B. Wansink (2012), »Plate size and color suggestibility: the delboeuf Illusion's bias on serving and eating behavior«, *Journal of Consumer Research,* Bd. 39, S. 215–228.

WARUM SIE NICHT WISSEN, WANN SIE SATT SIND

Geliebter, A., S. Westreich und D. Gage (1988), »Gastric distention by balloon and test-meal intake in obese and lean subjects«, *The American Journal of Clinical Nutrition*, Sep. 1988, Bd. 48 (3), S. 592–594.

Geliebter, A. (1988), »Gastric distension and gastric capacity in relation to food intake in humans«, *Physiology & Behavior*, Bd. 44, Nr. 4–5, S. 665–668.

Nguo, K., K. Z. Walker, M. P. Bonham und C. E. Huggins (2015), »Systematic review and meta-analysis of the effect of meal intake on postprandial appetite-related gastrointestinal hormones in obese children«, *International Journal of Obesity*, 21.12.2015.

Woods, S. C. (2004), »Gastrointestinal Satiety Signals – I. An overview of gastrointestinal signals that influence food intake«, *The American Journal of Physiology-Gastrointestinal and Liver Physiology,* Bd. 286 (1), S. G7–G13.

Dailey, M. J. u. a. (2016), »The antagonism of ghrelin alters the appetitive response to learned cues associated with food«, *Behavioural Brain Research*, 15.4.2016, Bd. 303, S. 191–200.

Colagiuri, B. und P. F. Lovibond (2015), »How food cues can enhance and inhibit motivation to obtain and consume food«, *Appetite*, Bd. 84, S. 79–87.

Stevenson, R. J. und J. Prescott (2014), »Human diet and cognition«, *Wiley Interdisciplinary Reviews. Cognitive Science*, Bd. 5 (4), S. 463–475.

Rozin, P., S. Dow, M. Moscovitch und S. Rajaram (1998), »What causes humans to begin and end a meal? A role for memory for what has been eaten, as evidenced by a study of multiple meal eating in amnesic patients«, *Psychological Science*, Bd. 9 (5), S. 392–396.

Wansink, B. und M. M. Cheney (2005), »Super Bowls: Serving Bowl Size and Food Consumption«, *The Journal of the American Medical Association*, Bd. 293 (14), S. 1727–1728.

Brunstrom, J. M. und P. J. Rogers (2009), »How many calories are on our plate? Expected fullness, not liking, determines meal-size selection«, *Obesity,* Bd. 17, S. 1884–1890.

Brunstrom, J. M., J. Collingwood und P. J. Rogers (2010), »Perceived volume, expected satiation, and the energy content of self-selected meals«, *Appetite,* Bd. 55 (1), S. 25–29.

Brunstrom, J. M. u. a. (2010), »Playing a computer game during lunch affects fullness, memory for lunch, and later snack intake«, *American Journal of Clinical Nutrition*, Bd. 93 (2), S. 308–313.

Enders, G. (2014), *Darm mit Charme: Alles über ein unterschätztes Organ*, Ullstein, Berlin.

DIE FEINEN UNTERSCHIEDE

Online-Umfrage des »Escapist«: http://www.escapistmagazine.com/forums/read/18.273130-Poll-If-you-had-to-lose-one-sense-what-would-it-be?page=2.

Shepherd, G. M. (2004), »The Human Sense of Smell: Are We Better Than We Think?«, *Plos.org*, San Francisco.

Shepherd, G. M. (2013), *Neurogastronomy: How the Brain Creates Flavor and Why It Matters*, Columbia University Press, New York.

Hatt, H. und R. Dee (2012), *Das kleine Buch vom Riechen und Schmecken*, Albrecht Knaus Verlag, München.

Aiello, L. und C. Dean (1990), *An introduction to human evolutionary anatomy*, Academic Press, New York.

Neville, K. R. und L. B. Haberly (2004), »Olfactory cortex«, in: Shepherd, G. M. (Hg.), *The synaptic organization of the brain*, 5. Aufl., Oxford University Press, Oxford, S. 415–454.

Bushdid, C., O. Magnasco, L. B. Vosshall und A. Keller (2014), »Humans can discriminate more than 1 trillion olfactory stimuli«, *Science Magazine*, Bd. 343.

Brillant-Savarin, J. A. (2013), *Physiologie des Geschmacks oder Be-*

trachtungen über Höhere Gastronomie: Den Pariser Feinschmeckern Gewidmet von Einem Professor Mitglied Vieler Gelehrter Gesellschaften, Springer-Verlag, Wiesbaden.

Dunkin Donuts Flavour Radio: https://www.youtube.com/watch?v=aHg0xFZQzYI#t=39.

Wysocki, C. J. u. a. (1989), »Ability to perceive androstenone can be acquired by ostensibly anosmic people«, *Proceedings of the National Academy of Sciences of the United States of America*, Okt. 1989, Bd. 86 (20), S. 7976–7978.

Schöpf, V. u. a. (2015), »Olfactory training induces changes in regional functional connectivity in patients with long-term smell loss«, *Neuroscience*, Bd. 9, S. 401–410.

Bensafi, M., E. Iannilli, J. Gerber und T. Hummel (2008), »Neural coding of stimulus concentration in the human olfactory and intranasal trigeminal systems«, *Neuroscience*, Bd. 154 (2), S. 832–838.

Croy, I., S. Nordin und T. Hummel (2014), »Olfactory disorders and quality of life – an updated review«, *Chemical Senses*, Bd. 39 (3), S. 185–194.

Hummel, T. u. a. (2009), »Effects of olfactory training in patients with olfactory loss«, *Laryngoscope*, Bd. 119, Nr. 3, S. 496–499.

Kobal, G. u. a. (1996), »›Sniffin‹ sticks‹: screening of olfactory performance«, *Rhinology*, Bd. 34, S. 222–226.

Lemke, H. (2007), *Die Kunst des Essens: Eine Ästhetik des kulinarischen Geschmacks*, transcript Verlag, Bielefeld.

DER ROMEO-UND-JULIA-EFFEKT

Brehm, J. (1966), *Theory of psychological reactance*, Academic Press, New York.

Burger, J. (2011), »Eltern, hört endlich auf, von gesundem Essen zu reden! Wie man Kämpfe am Esstisch vermeidet: Ein Gespräch mit dem Ernährungspsychologen Thomas Ellrott«, *ZEITmagazin* Nr. 17.

Grynbaum, M. (2014), »New York's Ban on Big Sodas Is Rejected by Final Court«, *The New York Times*, 26.6.2014.

Just, D. und B. Wansink (2012), »Soda Ban Will Fail and Jeopardize Future Public Health Efforts«, *Debate Club, U.S. News*, 1.6.2012.

Jacob, S., R. Raghunathan und W. Hoyer (2015), »Eating Healthy or Feeling Empty? How the ›Healthy = Less Filling‹ Intuition Influences Satiety«, *The Journal of the Association for Consumer Research*, 12/2015.

Eynar, N., »Why Behavior Change Apps Fail to Change Behavior«, http://www.nirandfar.com/2013/07/why-behavior-change-apps-fail-to-change-behavior.html.

Shell, J. (2014), *The Art of Game Design: A Book of Lenses*, Morgan Kaufmann, Burlington.

Carpenter, C. J. (2013), »A Meta-Analysis of the Effectiveness of the ›But You Are Free‹ Compliance-Gaining Technique«, *Communication Studies*, Bd. 64, Nr. 1.

BUSINESS-LUNCH

Weber, D. (2006), »Lunch ist nur noch Pflicht, Interview mit Philippe Stern«, *Neue Zürcher Zeitung Folio*, 6/2006.

Pinsel, E. M. (1983), *Power Lunching: How You Can Profit from More Effective business Lunch Strategy*, Turnbull & Willoughby Publisher.

Röttgers, K. (2009), *Kritik der kulinarischen Vernunft: Ein Menü der Sinne nach Kant*, transcript Verlag, Bielefeld.

Nicodemus, K. (2016), Interview mit dem mexikanische Regisseur Alejandro González Iñárritu, *Die Zeit*, Nr. 2, 7.1.2016.

VON MACHOS UND MAYO-TYPEN

Rubin, L. (2008), *Food for Thought: Essays on Eating and Culture*, McFarland, Jefferson.

Leimgruber, W. (2006), »Adieu Zmittag«, *Neue Zürcher Zeitung Folio,* Juni 2006.

Pollmer, U. (1996), *Prost Mahlzeit! Krank durch gesunde Ernährung,* Kiepenheuer & Witsch, Köln.

EIN HOCH AUF DIE HAPTIK

Gebhardt, U. (2014), »›Der Tastsinn ist ein Lebensprinzip‹, Interview vom 25.7.2014 mit Martin Grundwald, Leiter des Haptik-Forschungslabors der Universität Leipzig«, *Spektrum,* Spektrum der Wissenschaft Verlagsgesellschaft mbh, Heidelberg.

Phil (2013), »How to Make Heston Blumenthal Fat Duck style Hot and Iced Waitrose Mulled Cider or Mulled Wine recipe«, *In Search of Heston*, http://www.insearchofheston.com/2013/12/how-to-make-heston-blumenthal-fat-duck-style-hot-and-iced-waitrose-mulled-cider-or-mulled-wine-recipe/#sthash.bXyASK.

Emmerich, A. (2007), »Der Kochkünstler – Ein Gespräch mit Adriá Ferran«, *Die Zeit*, Nr. 1.

Zuber, H. (2000), »Im Mund explodiert«, *Der Spiegel*, Nr. 52.

Stroh, S. (2001), »Haptische Wahrnehmung und Textureigenschaften von Lebensmitteln«, in Grundwald, M. und L. Beyer (Hg.), *Der bewegte Sinn*, (2013), Birkhäuser Verlag, Basel, S. 195–197.

Marinetti, F. T. (2014), *The Futurist Cookbook*, Penguin Classics, London.

DIE FARBE DES GESCHMACKS

Cannon, D. (2012), *Dear Cary: My Life with Cary Grant*, Harper Collins Publishers, New York.

Moir, H. C. (1936), »Some observations on the appreciation of flavour in foodstuffs«, *The Journal of the Society of Chemical Industry*, Chem Ind Rev., Bd. 14, S. 145–148.

Spence, C. (2015), »On the psychological impact of food colour«, *Flavour*, 22.4.2015.

Rozin P. (1982), »Taste-smell confusions and the duality of the olfactory sense«, *Perception & Psychophysics*, Bd. 31, S. 397–401.

Harris, G. (2011), »Colorless food? We blanch«, *The New York Times,* 3.4.2011, Bd. 3.

Duncker, K. (1939), »The influence of past experience upon perceptual properties«, *American Journal of Psychology*, Bd. 52, S. 255–265.

Zellner, D. A und P. Durlach (2003), »Effect of color on expected and experienced refreshment, intensity, and liking of beverages«, *American Journal of Psychology*, Bd. 116, S. 633–647.

Shepherd, G. M. (2012), *Neurogastronomy: how the brain creates flavor and why it matters*, Columbia University Press, New York.

Petersen, C. (1895), *Referat zur Generalversammlung des Deutschen Milchwirtschaftlichen Vereins*, Berlin.

EIN TELLER KUNST

Michel, C., C. Velasco, E. Gatti und Ch. Spence (2014), »A taste of Kandinsky: assessing the influence of the artistic visual presentation of food on the dining experience«, *Flavour*, 20.6.2014.

Redzepi, R. (2011), *NOMA – Zeit und Ort in der nordischen Küche*, Edel Verlag, Hamburg.

Freeman, C. (2013), *Modern Art Desserts: Recipes for Cakes, Cookies, Confections, and Frozen Treats Based on Iconic Works of Art*, Ten Speed Press, Berkeley, CA.

Das »Trincir-Buch« des Nürnberger Patriziers Georg Philipp Harsdörffer (1607–1658) aus dem Besitz des Salzburger Erzbischofs Max Gandolph von Kuenburg (1668–1687) behandelt ausführlich kunstvolles Tranchieren sowie Schaugerichte, z. B. die acht Möglichkeiten, einen Apfel kunstvoll zu schälen, und Servietten in Form eines Tieres zu falten.

ESSEN GEGEN STRESS

Christensen, C., *Milkshake*, https://www.youtube.com/watch?v=f84LymEs67Y.

Sandow, E. (2011), »On the road: Social aspects of commuting long distances to work«, doctoral thesis, Umeå University, Faculty of Social Sciences, Department of Social and Economic Geography.

DER SIZZLE-EFFEKT

Wheeler, E. (1937), *Tested sentences that sell: How to Use »Word Magic« to Sell More and Work Less!*, Prentice Hall Inc., New York.

Twilley, N. (2015), »Accounting For Taste«, *The New Yorker*, 2.11.2015.

Worstell, R. C. und E. Wheeler (2014), *Tested Sentences That Sell – Masters of Marketing Secrets: Why the Sizzle Sells the Steak*, Lulu Self Publishing.

Spence, C. und M. Shankar (2010), »The Influence of auditory cues on the perception of, and responses to, Food and Drink«, *Journal of Sensory Studies*, Bd. 25, Nr. 3, S. 406–430.

Spence, C. und B. Piqueras-Fiszma (2014), *The Perfect Meal: The Multisensory Science of Food and Dining*, Wiley, Oxford.

Eplett, L. (2013), »Pitch/Fork: The Relationship Between Sound And Taste«, *Scientific American*, 4.9.2013.

Christinel, A. S. und C. Spence (2009), »Implicit association between basic tastes and pitch«, *Neuroscience Letters*, 16.10.2009, Bd. 464 (1), S. 38–42.

Simner, J., C. Cuskley und S. Kirby (2010), »What sound does that taste? Cross-modal mappings across gustation and audition«, *Perception*, Bd. 39 (4), S. 553–569.

Wang, Q. J., S. Wang und C. Spence (2016), »Turn Up the Taste: Assessing the Role of Taste Intensity and Emotion in Mediating Crossmodal Correspondences between Basic Tastes and Pitch«, *Chemical Senses,* 12.2.2016.

Woods, A. T. u. a. (2011), »Effect of background noise on food perception«, *ScienceDirect, Food Quality and Preference,* Bd. 22, Nr. 1, Jan. 2011, S. 42–47.

Carvalho, F. R. u. a. (2015), »Using sound-taste correspondences to enhance the subjective value of tasting experiences«, *Frontiers in Psychology,* Bd. 6, S. 1309.

Blumenthal, H., »Bacon and Egg Ice Cream«: https://www.you tube.com/watch?v=D6CLoRuvGcY.

DIE DOPPELTE GLUTEN-LÜGE

Kimmel, J. (2014), »Pedestrian Question – What is Gluten?«, https://www.youtube.com/watch?v=AdJFE1sp4Fw.

Davis, W. (2013), *Weizenwampe: Warum Weizen dick und krank macht*, Goldmann, München.

Zum Antoniusfeuer, auch Ergotismus: Wikipedia https://de.wiki pedia.org/wiki/Ergotismus.

Schoenfeld, J. und J. Ioannidis (2012), »Is everything we eat associated with cancer? A systematic cookbook review«, *American Journal of Clinical Nutrition*, 28.11.2012.

Ventura, A., G. Magazzu und L. Greco (1999), »Duration of exposure to gluten and risk for autoimmune disorders in patients with celiac disease. SIGEP study group for autoimmune disorders in celiac disease«, *Gastroenterology,* Bd. 117, S. 297–303.

Laass, M. W. u. a. (2015), »Zöliakieprävalenz bei Kindern und Jugendlichen in Deutschland«, *Deutsches Ärzteblatt*, Bd. 12 (33–34), S. 553–560.

Pollmer, U. (2011), »Bestrahlte Lebensmittel: Wie unser Essen mit Atomtechnik in Berührung kommt«, *Deutschlandradio Kultur*, 20.3.2011.

DER GUTAUSSEHENDE EXPERTE

Cederström, C. und A. Spicer (2015), *The Wellness Syndrome*, Polity Press, Cambridge.

Kitz, V. und M. Tusch (2011), *Psycho? Logisch! Nützliche Erkenntnisse aus der Alltagspsychologie*, Wilhelm Heyne Verlag, München. http://goop.com/.

DER HEALTH-HALO-EFFEKT

Demircan, O. (2016), »Verordneter Strukturwandel«, *Handelsblatt*, Nr. 25, S. 32.

Weber, B. u. a. (2010), »Organic labeling influences food valuation and choice«, *Neuroimage*, 15.10.2010, Bd. 53 (1), S. 215–220.

Northup, T. (2014), »Truth, Lies, and Packaging: How Food Marketing Creates a False Sense of Health«, *Food Studies, An Interdisciplinary Journal*, Bd. 3, Nr. 1, S. 9–18.

Baumgartner, H. und J. Koenigstorfer (2016), »The Effect of Fitness Branding on Restrained Eaters' Food Consumption and Postconsumption Physical Activity«, *Journal of Marketing Research*, Feb. 2016, Bd. 53, Nr. 1, S. 124–138.

Pollan, M. (2009), *Lebens-Mittel: Eine Verteidigung gegen die industrielle Nahrung und den Diätenwahn*, Arkana, München.

Pollan, M. (2011), *64 Grundregeln ESSEN: Essen Sie nichts, was Ihre Großmutter nicht als Essen erkannt hätte*, Arkana, München.

DIE FEEDING CLOCK

Ehret, C. F. und L. W. Scanlon (1987), *Overcoming Jet Lag*, Berkley Trade, New York.

Sato, M., M. Murakami, K. Node, R. Matsumura, M. Akashi (2014), »The Role of the Endocrine System in Feeding-Induced Tissue-Specific Circadian Entrainment«, *Cell*, Bd. 8, Nr. 2, S. 393–401.

Murakami, M. u. a. (2014), »What You Eat May Affect Your Body's Internal Biological Clock«, *Cell Press,* July 10. http://www.ibp.fraunhofer.de/de/Presse_und_Medien/Presse informationen/Raetsel_um_Tomatensaftgeloest.html.

MIEZE ZUM FRÜHSTÜCK?

White, G. (1789), *The Natural History and Antiquities of Selborne,* Bensley for B. White and Son, London.

Foer, J. S. (2012), *Tiere essen,* Fischer Taschenbuch Verlag, Frankfurt am Main.

Joy, M. (2013), *Warum wir Hunde lieben, Schweine essen und Kühe anziehen: Karnismus – eine Einführung,* compassion media, Münster.

Loughnan, S., B. Brock und N. Haslam (2014), »The Psychology of Eating Animals«, *Current Directions in Psychological Science,* Bd. 23 (2), S. 104–108.

Brock, B. u. a. (2011), »Don't Mind Meat? The Denial of Mind to Animals Used for Human Consumption«, *Personality and Social Psychology Bulletin,* 6.10.2011. http://psp.sagepub.com/content/early/2011/10/06/0146167211 424291.

DAS SAUCE-BÉARNAISE-SYNDROM

Von Engelhardt, D. und R. Wild (Hg.) (2005), *Geschmackskulturen: Vom Dialog der Sinne beim Essen und Trinken,* Campus Verlag, Frankfurt.

Reitmeier, S. (2013), *Warum wir mögen, was wir essen: Eine Studie zur Sozialisation der Ernährung,* transcript Verlag, Bielefeld.

Curtis, V. (2011), »Why disgust matters«, *Philosophical Transactions of the Royal Society Lond B Biol Sci;* 366(1583):3478–90.

Tücke, M. (2003), *Grundlagen der Psychologie für (zukünftige) Lehrer,* LIT Verlag, Berlin, Münster, Wien, Zürich, London.

Rozin, P., J. Haidt und C. R. McCauley (2009), »Disgust. Entry in Oxford Companion to Affective Sciences«, Sander, D. und Scherer, K. (Hg.), S. 121–122.

Harris, M. (2005), *Wohlgeschmack und Widerwillen: Die Rätsel der Nahrungstabus,* Klett-Cotta, Stuttgart.

Mennell, S. (1988), *Die Kultivierung des Appetits: Die Geschichte des Essens vom Mittelalter bis heute,* Athenäum Verlag, Frankfurt.

DER TON MACHT DEN APPETIT

Anucyia, V. (2014), »Louis Armstrong for starters, Debussy with roast chicken and James Blunt for dessert: British Airways pairs music to meals to make in-flight food taste better«, *Daily Mail,* 15.10.2014.

Eplett, L. (2014), »The Sound (And Taste) Of Music«, *Scientific American,* 9.12.2014.

Crisinel, A. S., C. Spence u. a. (2012), »A bittersweet symphony: Systematically modulating the taste of food by changing the sonic properties of the soundtrack playing in the background«, *ScienceDirect, Food Quality and Preference,* Bd. 24, Nr. 1, Apr. 2012, S. 201–204.

»Premiere in Hamburg: Töne beeinflussen Weingeschmack«, *FOCUS Online,* 9.3.2015. Der Veranstalter »Voce:divino« beschreibt auf seiner Homepage (http://www.voce-divino.com/event/) die Weinverkostung wie folgt: Der Sommelier des Abends schenkt beim Eintreten in den Konzertsaal persönlich ein Glas Wein ein. Jeder Wein wurde zuvor in Zusammenarbeit mit den Künstlern für die Werke des Abends ausgesucht. Die jeweilige Auswahl wird vor jedem Stück vom Sommelier erläutert. Prof. Chia Chou persönlich führt mit wenigen Tönen am Konzertflügel vor, wie sensibel der Geschmack des Weines auf die Musik reagiert – für viele der emotional mitreißendste und berührendste Moment des Abends.

Steiner, P. (2009), *Sound Branding, Grundlagen der akustischen Markenführung*, Gabler, Wiesbaden.

Fink, H.-J. (2013), »Elmar Lampson hat schon als Kind in Tönen geträumt«, *Hamburger Abendblatt,* 25.9.2013.

North, A. C. und D. J. Hargreaves (1996), »The Effects of Music on Responses to a Dining Area«, *Journal of Environmental Psychology*, Bd. 16, Nr. 1, März 1996, S. 55–64.

Strobele, N. und J. M. deCastro (2006), »Listening to music while eating is related to increases in people's food intake and meal duration«, *Appetite*, Bd. 47, Nr. 3, S. 285–289.

STATUS-ANGST À LA CARTE

Jurafsky, D. (2014), *The Language of Food: A Linguist reads the Menu,* W. W. Norton & Company, New York, London.

Ariely, D. (2008), *Denken hilft zwar, nützt aber nichts. Warum wir immer wieder unvernünftige Entscheidungen treffen,* Droemer, München.

DAS DOGGY-BAG-PARADOXON

Davidson, A., D. Jaine, J. Davidson und H. Saberi (2014), *The Oxford Companion to Food*, Oxford University Press, Oxford.

Spencer, C. (2011), *British Food. An Extrordinary Thousand Years of History*, Grub Street Cookery, London.

Breeden, A. (2014), »Brushing Off a French Stigma That Doggie Bags Are for Beggars«, *New York Times*, 13.11.2014.

Amer, S. und C. McClatchey (2011), »Doggy bag. Why are the British too embarrassed to ask?«, *BBC News Magazine*, 15.10.2011.

DER BRIDGET-JONES-EFFEKT

Platte, P. u. a. (2013), »Oral Perceptions of Fat and Taste Stimuli Are Modulated by Affect and Mood Induction«, *PLOS one*, 5.6.2013.

Aron, A. u. a. (2012), »Regional brain activity during early-stage intense romantic love predicted relationship outcomes after 40 months …«, *Neuroscience Letters*, Bd. 526, Nr. 1, S. 33–38.

Aron, A. u. a. (2010), »Reward, Addiction, and Emotion Regulation Systems Associated With Rejection in Love«, *Journal of Neurophysiology*, Bd. 104, Nr. 1, S. 51–60.

Gabriel, S. u. a. (2015), »Threatened belonging and preference for comfort food among the securely attached«, *Appetite*, 07/2015, S. 58–64.

Gabriel, S. und J. D. Troisi (2011), »Chicken soup really is good for the soul: ›comfort food‹ fulfills the need to belong«, *Psychological Science*, 22.6.2011, Bd. 6, S. 747–753.

Mann, T. u. a. (2014), »The myth of comfort food«, *Health Psychology*, Bd. 33 (12), S. 1552–1557.

WIE DAS GEWICHT DES KELLNERS UNSERE BESTELLUNG BEEINFLUSST

Döring, T. und B. Wansink (2015), »The Waiter's Weight, Does a Server's BMI Relate to How Much Food Diners Order?«, *Environment and Behavior*, 28.12.2015.

Ellison, B. und J. Lusk (2013), »›I'll Have What He's Having‹: Group Ordering Behavior in Food Choice Decisions«, *Selected Paper prepared for presentation at the Agricultural and Applied Economic Association's 2013 AAEA and CAES Joint Annual Meeting*, Washington, D. C., 4.–6. August 2013.

Ariely, D. und J. Levav (2000), »Sequential Choice in Group Settings: Taking the Road Less Traveled and Less Enjoyed«, *Journal of Consumer Research*, 27.12.2000, S. 279–290.

Ariely, D. (2008), *Denken hilft zwar, nützt aber nichts. Warum wir immer wieder unvernünftige Entscheidungen treffen,* Droemer, München.

DIE SCHMATZ- UND SCHLÜRFPHOBIE

Berstein, E. (2015), »Annoyed by Loud Chewing? The Problem Is You«, *The Wall Street Journal,* 19.10.2015.

Wu, M. u.a. (2014), »Misophonia: Incidence, Phenomenology, and Clinical Correlates in an Undergraduate Student Sample«, *Journal of Clinical Psychology,* Bd. 70, Nr. 10, S. 994–1007.

Misophonie-Skala von Guy Fitzmaurice: http://www.misophonia-uk.org/the-misophonia-activation-scale.html.

Schröder, A., N. Vulik und D. Denys (2013), »Misophonia: Diagnostic Criteria for a New Psychiatric Disorder«, PLoS ONE 8(1): e54706. doi:10.1371/journal.pone.0054706.

Kopp, D. v. (2015), »Oh du schreckliches Weihnachtsessen«, Blogbeitrag Faz.net, Food Affair, http://blogs.faz.net/foodaffair/2015/12/23/oh-du-schreckliches-weihnachtsessen-628/.

Dozier, T.H. (2016), *Misophonie verstehen und überwinden: Eine konditionierte aversive Reflexstörung,* Lotus-Press, Lohne.

ALL YOU CAN EAT

Wansink, B. und S. Mitsuru (2013), »Eating Behaviors and the Number of Buffet Trips: An Observational Study at All-You-Can-Eat Chinese Restaurants«, *American Journal of Preventive Medicine,* Bd. 44 (4), S. 49–50.

Wansink, B. (2008), *Essen ohne Sinn und Verstand: Wie die Lebensmittelindustrie uns manipuliert,* Campus Verlag, Frankfurt am Main.

Stein-Hölkeskamp, E. (2005), *Das römische Gastmahl. Eine Kulturgeschichte,* C.H. Beck, München.

DER PERFEKTE CHIP

Die Geschichte des George Crum und Amerikas erstem Kartoffel-chip, http://originalsaratogachips.com/our-story/.

Burhans, D. (2008), *Crunch! A History of the Great American Potato Chip*, Terrace Books, London.

Bennett, L. (2000), »Fun Facts About Frites«, *The San Francisco Chronicle*, 20.9.2000. (Anmerkung: Ob nun George Crum oder seine Schwester Katie Speck Wicks die Chips erfunden hat, bleibt letztendlich offen.)

Kitchiner, W. (1822), *The Cook's Oracle*; 4. Aufl., A. Constable and Co., Edinburgh, London, S. 208.

Spence, C., M. U. Shankar und H. Blumenthal (2011), »Sound bites: Auditory contributions to the perception and consumption of food and drink«, *Art and the Senses*, S. 207–238.

Zampini, M. und C. Spence (2004), »The role of auditory cues in modulating the perceived crispness and staleness of potato chips«, *Journal of Sensory Studies*, Bd. 19, Nr. 5, S. 347–363.

Vranica, S. (2010), »Snack Attack: Chip Eaters Make Noise About a Crunchy Bag«, *The Wall Street Journal*, 18.8.2010.

Bethge, P. u. a. (2013), »Die Menschen-Mäster«, *Der Spiegel*, Nr. 10, 4.3.2013.

WOFÜR SCHNEIDEZÄHNE EIGENTLICH DA SIND

Klose, S. (2016), »Munchies, Food hacking: Electric Fork«, https://www.youtube.com/watch?v=95rrDcdctlE.

Elias, N. (1976), *Über den Prozeß der Zivilisation: Soziogenetische und psychogenetische Untersuchungen*, Suhrkamp, Frankfurt am Main.

Wilson, B. (2014), *Am Beispiel der Gabel: Eine Geschichte der Koch- und Esswerkzeuge,* Insel Verlag, Berlin.

SCHLAF DICH SCHLANK

Brillat-Savarin, J. A. (1976), *Physiologie des Geschmacks*, Wilhelm Heyne Verlag, München.

St-Onge, M. P., A. Roberts, A. Shechter und A. R. Choudhury (2016), »Fiber and Saturated Fat Are Associated with Sleep Arousals and Slow Wave Sleep«, *Journal of Clinical Sleep Medicine*, Bd. 12 (1), S. 19–24.

http://www.report-psychologie.de/fileadmin/thema/2011/10/5_Fragen_an_Prof_Dr_Juergen_Zulley.pdf.

Psychologie Heute, Compact 44 (2016), *Futter für die Seele. Wie Gefühle uns beim Essen steuern – und warum Genuss ohne Reue möglich ist*, Beltz Verlag, Weinheim.

Dieses Buch erklärt die Welt der Jugendlichen – von Selfie bis Cheat Day

Melanie Mühl

15 SEIN
Was Jugendliche heute wirklich denken

Hanser

224 Seiten. Klappenbroschur

Diese Teenager! Anstatt sich mit Freunden zu treffen, tummeln sie sich im Internet. Lieben nur Computerspiele, Kosmetik, sich selbst und den Konsum. Klassische Bildung? Fehlanzeige. Melanie Mühl hat Jugendliche befragt, und sie erzählen erstaunlich offen über Liebe und Intimrasur, über Freundschaft und die besten Posen bei Instagram. Wovon träumen Jugendliche im 21. Jahrhundert? Fest steht: Von vielen Vorurteilen müssen wir uns verabschieden. Jugendliche haben ziemlich genaue Vorstellungen von einem guten Leben.

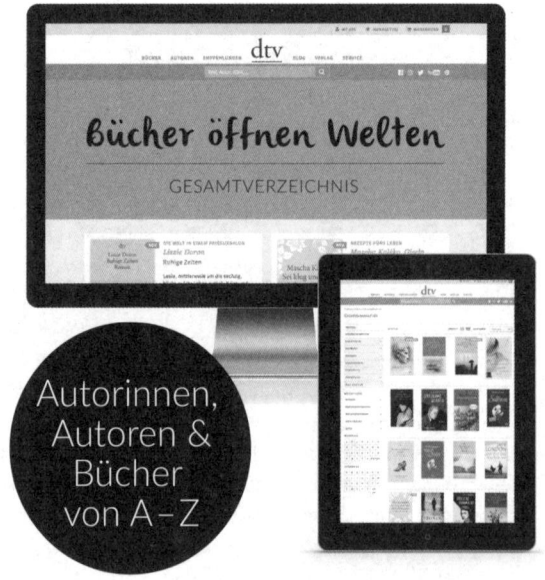

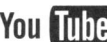
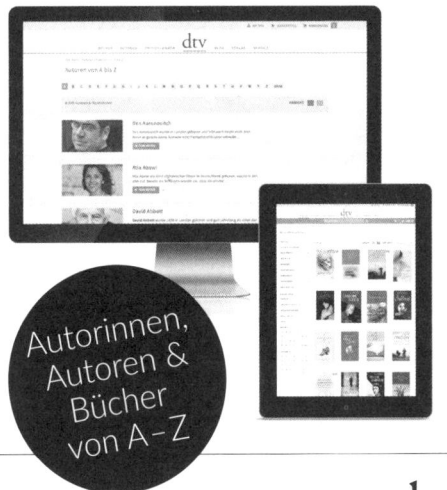